# 自閉っ子の心身をラクにしよう！

睡眠・排泄・姿勢・情緒の安定を目指して
今日からできること

栗本啓司

聞き手
浅見淳子

花風社

脳と身体は直結している
身体を楽にすると脳が楽になる
その方法がここにある

——神田橋條治（精神科医）

自閉っ子の心身をラクにしよう！　もくじ

# 自閉っ子の身体は
# どうして
# こうなってるの？

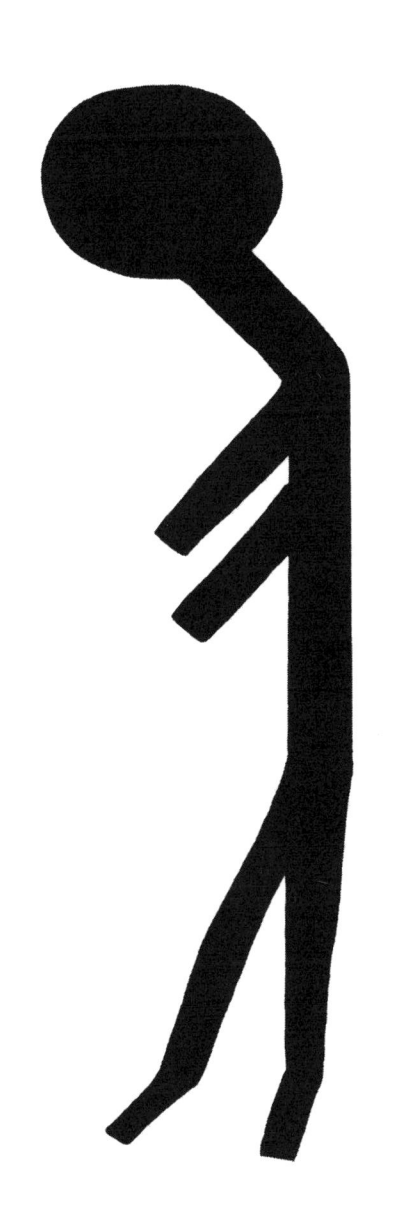

# 定型発達の人の
# 身体って
# こうだよね

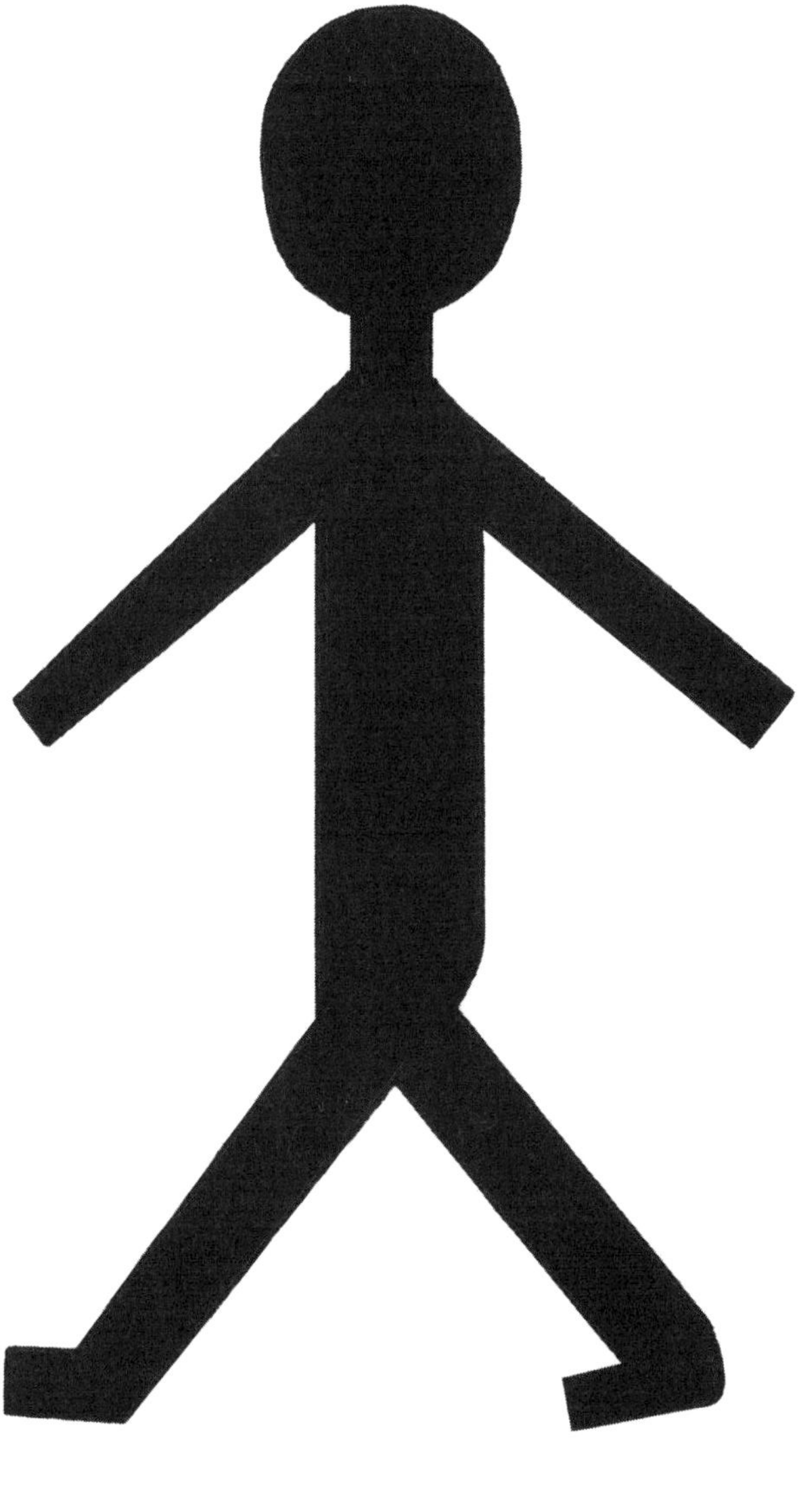

浅見　なんだか、自閉っ子は外から見ても「あ、自閉っ子だ！」ってわかることが実は多いですよね。「自閉らしい姿勢」ってあるような気がするんだけど、あえて違和感を言語化してみると、頭と首と肩の位置関係が特殊な気がします。そして、睡眠とか排泄とかに不具合を抱えている自閉っ子は多いんだけど、これだけ姿勢が違えば機能が違って当たり前の気がします。というか、同じであるはずがないという気がします。

**睡眠も排泄も「親が見てちゃんとある」状態と「本人がやりきれていると感じている」状態には隔たりがある**

# 1 「整っている身体」とは？

栗本　そうそう。睡眠にしろ排泄にしろ、身体が偏れば当然うまくいきません。そして一応名目上の睡眠時間は取れていても、その睡眠がきちんと疲労回復につながっているかどうかはわかりません。睡眠というのは、本来疲労を回復し、身体をリセットする時間なんです。

私ごとですが、私はわりと「宵越しの疲労は持たない」タイプです。疲れたな、と思っても一晩寝ると治っています。

そういう身体が「整っている身体」なんです。そして身体が整っていないと、一応表面的には八時間眠れていても、疲れがとれていないんです。蓄積していってしまうんですね。

## 整っている身体とは、疲れを知らない身体ではない
## 睡眠や休息によって、疲れを回復できる身体＝整っている身体

なるほど。つまり、睡眠によって回復していない人もいるということですね。他の人（肉親を含む）が外から見ている「きちんと眠れている」「きちんと排泄がある」状態と、本人が快適な状態とはまた別の話だということですね。

そうです。ここで「じゅうぶんな睡眠が取れているかどうか」をチェックする方法をご紹介しましょうか。

そういう方法があるのですか？　それは便利。ぜひ知りたいです。

## 睡眠がきちんと取れているかどうかをチェックする簡単な方法

### ★頭皮に触ってみる

浅見さん、こういう風に頭皮を触ってください。指先というか、指の腹でそうっと。そして動かしてみてください。実は頭皮って動くんですよね。

本当だ！　動く！　初めて知った！

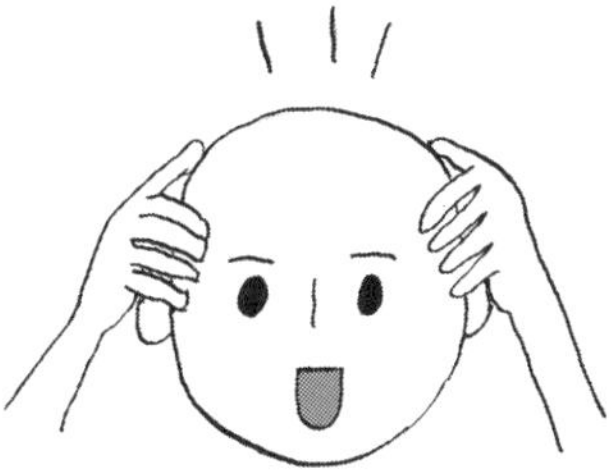

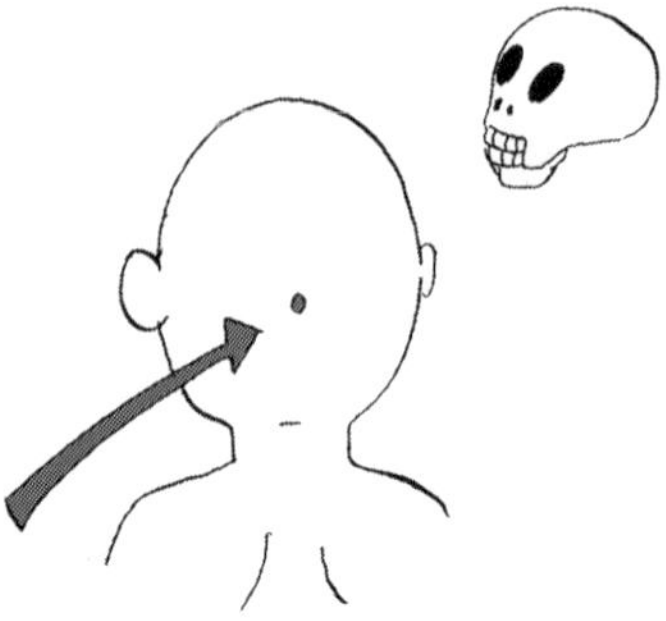

ここの点の上の頭皮がぶよぶよしていたら、寝ても寝切れていない。思春期にはこういう状態になっていることも多い。

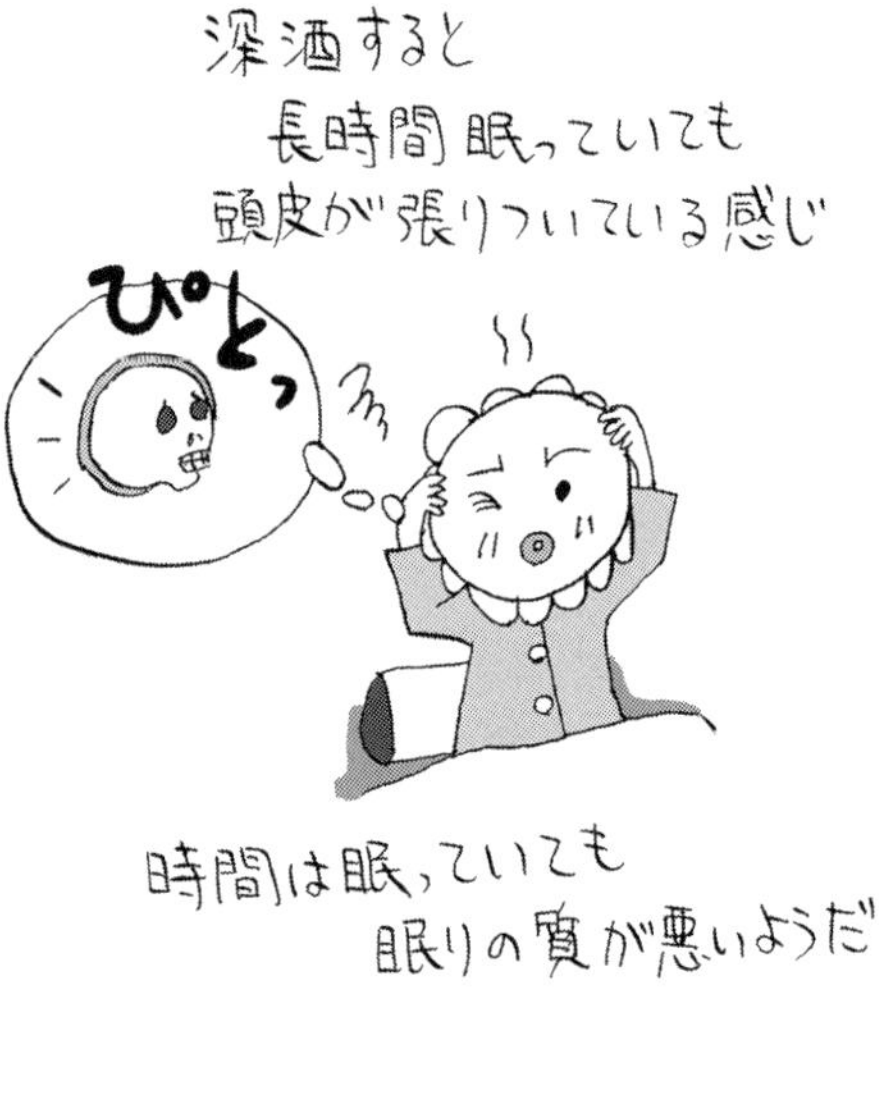
深酒すると
長時間眠っていても
頭皮が張りついている感じ
ぴとっ
時間は眠っていても
眠りの質が悪いようだ

今はね、睡眠が足りているから頭皮が動くんです。でもね、睡眠不足になったり、一応睡眠時間だけは確保できていても眠りの質が悪い場合には、頭皮が張り付く感じになります。目がぎんぎんの状態です。

へえええ、そうなのですか。

そしてね、一応時間的には長い間眠っていても、なんとなく起きてもだるくて二度寝・三度寝してそれでも疲れが取れないような状態。そういうときにはここの点の上の頭皮がぶよぶよしているんです。
　この「じへいっこ」の姿勢だと、良質な眠りは確保しづらいんですよ。眠れないからと言ってそこに睡眠薬を入れても、「眠りにくい身体」に無理矢理薬を入れて「睡眠時間だけ確保している」状態なので、睡眠によって疲労が回復しているとは限りません。

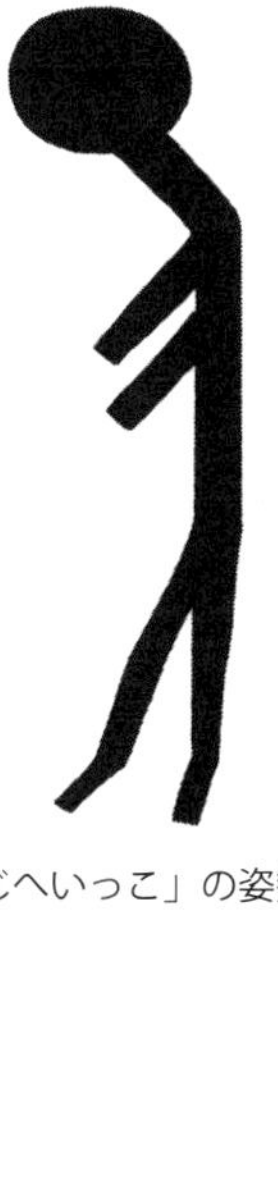
「じへいっこ」の姿勢

なるほど〜。それが日中活動の質や情緒に関係していると考えられますね。

そうです。忘れてはならないのは、睡眠にしろ排泄にしろ「親から見ていてきちんとなされている」状態と、本人の身体として快適な状態は違うということと、それは身体を見るとわかるということです。

身体は正直だからなあ。

睡眠の時間は、疲労を回復させる時間です。どのように寝ているかで、その人の状態がわかったりするんですよ。

ええ、そうなのですか？　それ、教えてください！

# 寝相による身体の状態アセスメント

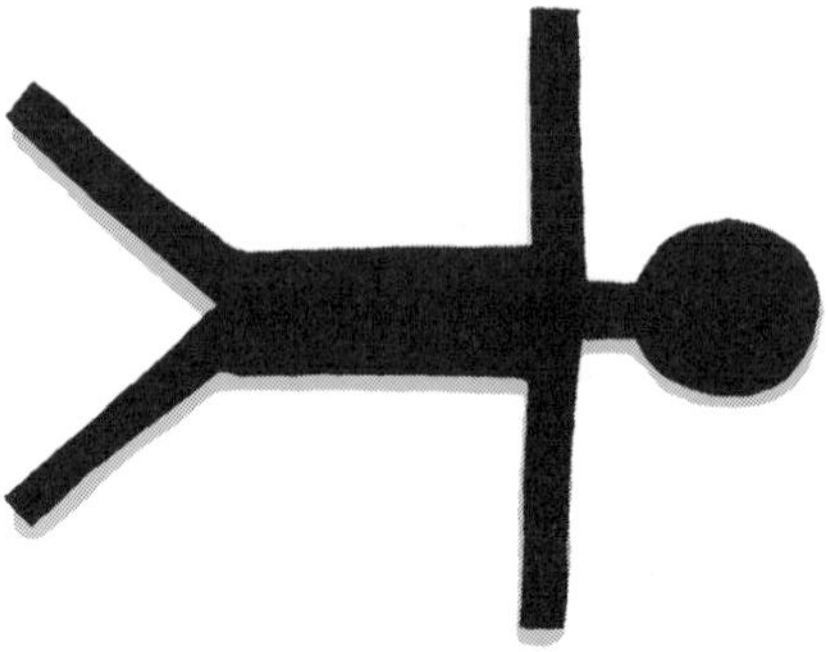

**★ 大の字に寝ている**

食べ過ぎた状態。

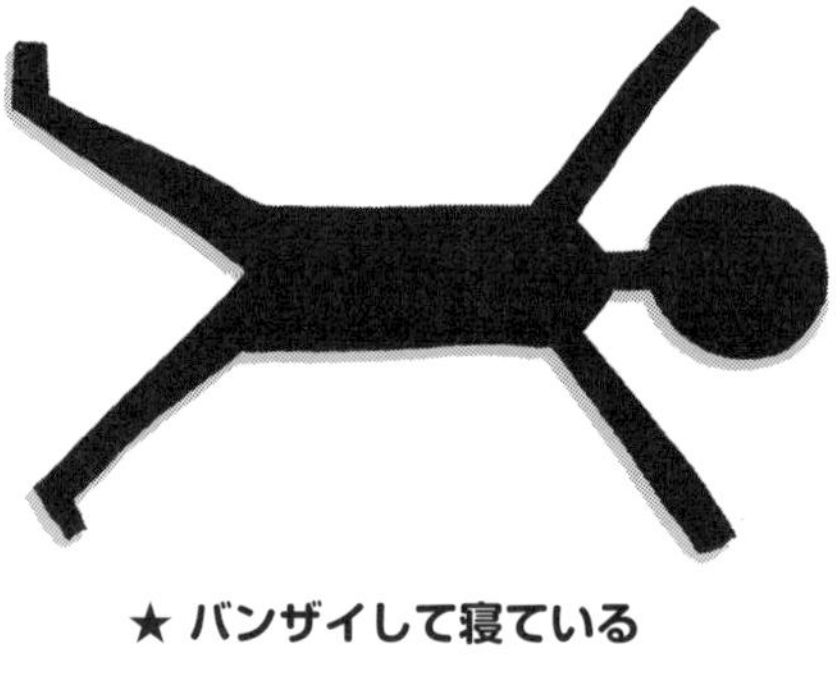

**★ バンザイして寝ている**

脳がくたびれている。

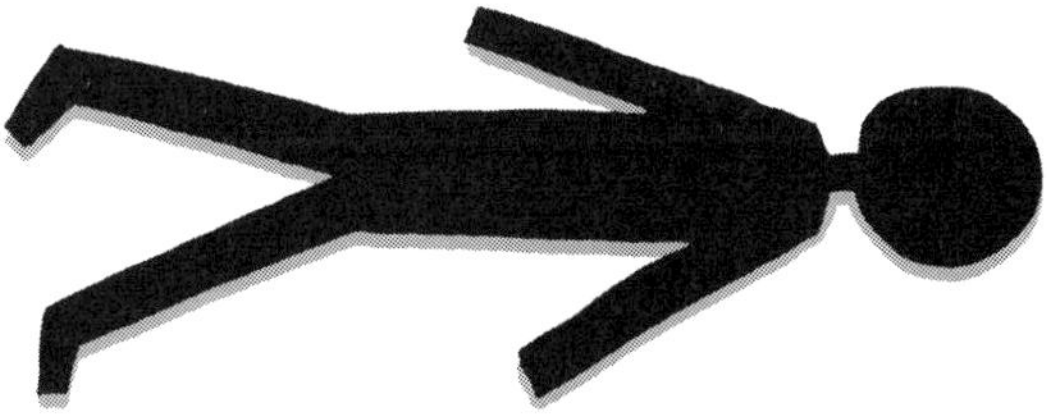

**★ うつぶせに寝ている**

呼吸器苦しいかも。

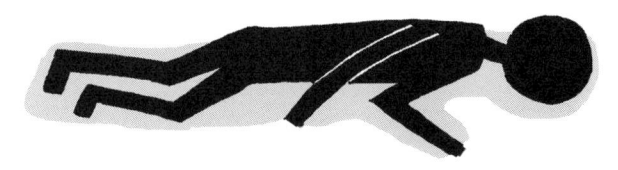

**★ 左側を下にして寝る**

日中右側をよく使うタイプ。
（ただしこのタイプでも疲れ切るとむしろ右側を下にして寝る）

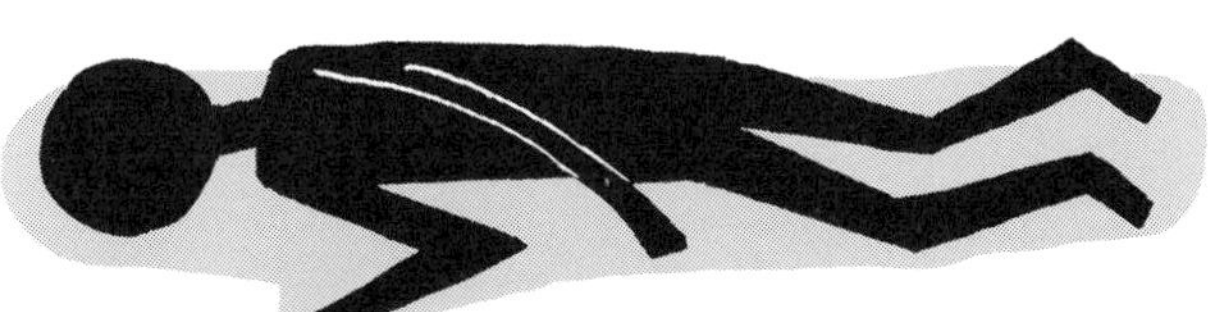

**★ 右側を下にして寝る**

日中左側をよく使うタイプ。
（ただしこのタイプでも疲れ切るとむしろ左側を下にして寝る）

へええ。寝相一つ取ってみても色々なことがわかるんですね。

いい、悪いじゃないんです。身体の状態がわかるんです。身体は寝ている間にこうやってリセットしようとしているんです。だから普段と違う状況におかれているときには、寝相も違ってきます。

ニキ・リンコさんと『続々 自閉っ子、こういう風にできてます！』ていう本作ったとき、ニキさんが「寝返りは自然にはできない。起きてやる」って言ったんでびっくりしたんです。寝返りが自然に打てない人もいるのか！って。

身体の緊張が強い方なのかもしれませんね。自閉症スペクトラムの人には多いですよね。

寝返りを自然に打てない人の場合には、睡眠による回復がなされていない可能性もあります。ほら、昔のお姫様とか、髪を結っていてそのまま箱枕で寝るから、寝返り打てないような状況だったじゃないですか。

そうそう。時代劇とかであれ見ると、お姫様ってすごいな、と思います。そしてニキさんが寝付いたときの体勢のまんまで朝を迎えると言ってたとき、やはりニキさんはお姫様なのだと思いました。

昔のお姫様は髪が寝乱れないように、横に刀を置いて眠りについたそうです。

こ、こわい……。

ですよね。だから肺病にやられる人が多かったんでしょう。寝ている間に呼吸器のくたびれを回復することができなかったんですね。

やんごとなき人は汗をかかない、みたいなことも美談として語られてきましたよね。自閉っ子も汗をかくのが苦手な人いますが、「やんごとなき人とおんなじ～」とか言って喜んでいる場合じゃないですね。汗をかくのが苦手で、それが体温調節しにくいことにつながっているのだから、要するに身体機能の不具合なんですから。やんごとなき人は労働

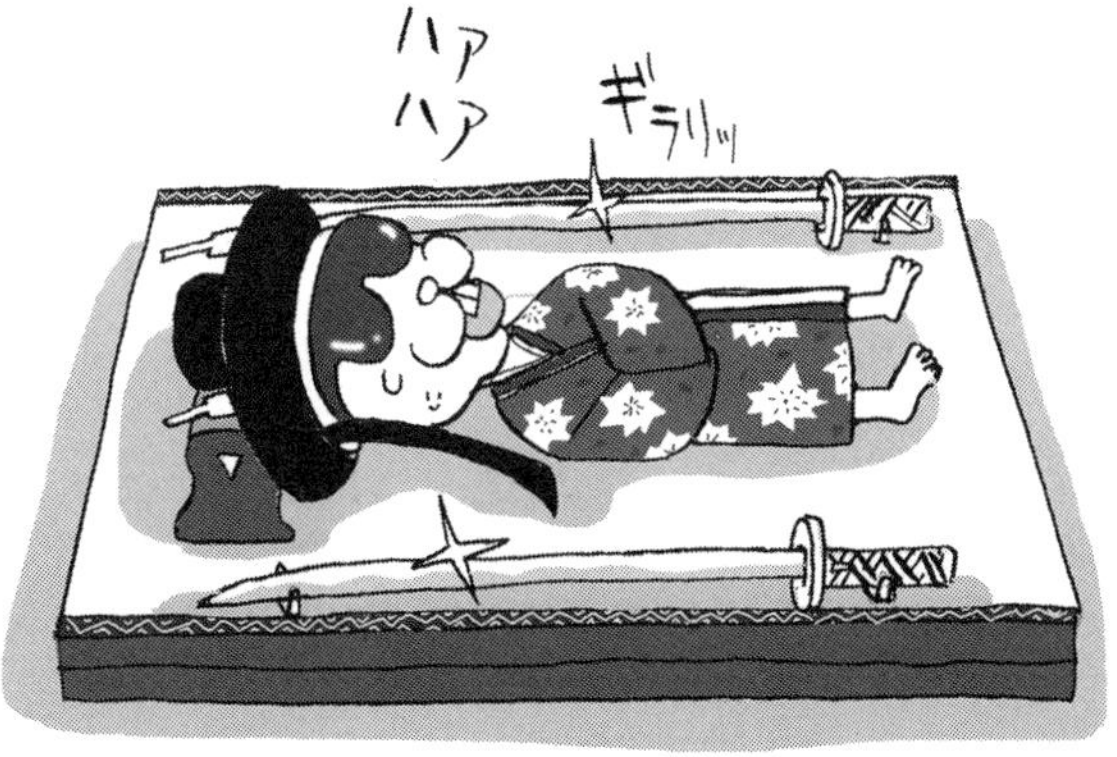

昔のお姫さまは髪が寝乱れないよう
横に刀を置いて眠りについたとか…

しないから身体動かさない。そして寝乱れないように横に刀置いて寝るから身体をリセットできない。それだと健康な生活は送れないので、きちんと日中動いてきちんと眠りで回復する身体になれる方法をこの本では教えていただきたいと思います。

# 2 なぜ自閉っ子の身体は「睡眠が確保しづらい」のか？

## 姿勢と睡眠の質との深い関係

ていうか、なんでそもそも自閉っ子の身体はそんなに睡眠が確保しづらいんですか？

色々理由はあるでしょうけれども、姿勢から見ると、こういう風に首が前傾していたり、硬い感じに見えることが多いでしょ？

たしかに。最初に言ったように、なん

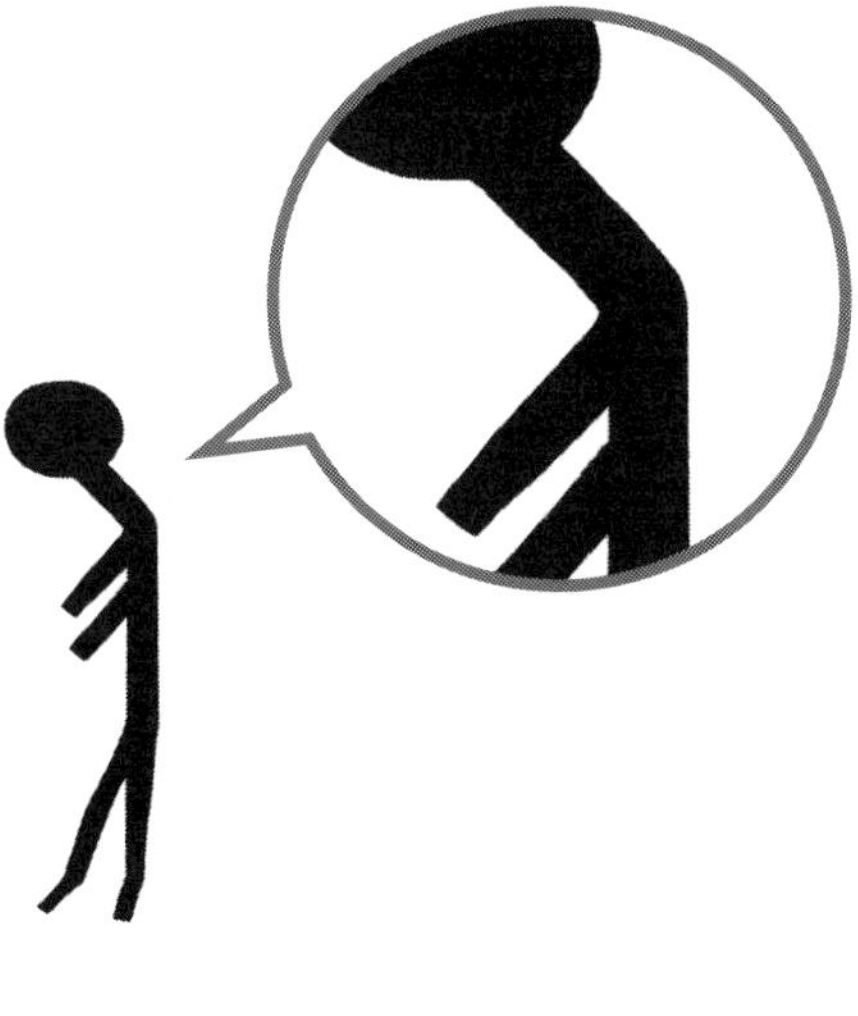

となく自閉っ子は、首と肩の位置関係に特徴があるなあと思ってきたのですが、それを言語化すると「首が前傾している」という言葉がぴったりですね。その結果かどうか知らないけど、猫背になりますね。知的障害を伴う人には顕著だし、パニックになるとよけい頭が突き出てくる、みたいな感じがします。高機能の人でも、なんとなく首と肩の位置関係に特徴があります。そして、子どものときに障害があるってわからなくて普通級で育った人の話を聞くと、学校や家庭で「しゃんとしなさい」「姿勢をよくしなさい」と注意されてきたことが多いようです。

でも注意されても、治らないことが多いでしょ?

そうそう。よく聞きますね。「背筋を伸ばしなさい」とか注意を受けて、ぴしっと伸ばしても、続かない。元に戻ってしまう。そうやって劣等感だけ育んでいったりね。

背筋だけ伸ばそうとしても、効果は続かないですね。土台から見ていかないと。

土台?

そう。大事なのは土台なんです。自閉症を初めとする発達障害の人の土台を見ていくと、浅見さんのいう「じへいっこ」の姿勢の原因がわかってきます。

そうなのですか。ではこの「じへいっこ」をですね、言語化してみましょう。言語化した方がわかりやすい人も多いですからね。

まず、首が前傾していますね。

そうですね。

そして、つま先立ちになっています。このつま先立ちっていうのが、自閉っ子の大きな特徴だと思います。

そしてつま先立ちで首が前傾していると、自然な帰結でしょうけど、手がだらんと前に垂れてしまいますね。

**「じへいっこ」の特徴**

① 首が前傾
② つま先立ち
③ 手がだらん

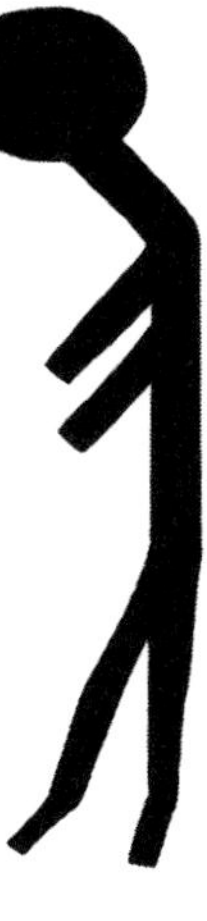

## 姿勢の問題と不器用との関係

手がだらんとすると、当然ですが手指は使いにくくなります。

そうか。不器用な自閉っ子は多いけど、ここから来ているんだ。

そういう面もあると思います。

ひもが結べない、と言ってひも結びの練習ばかりするのはむなしいな、とは思っていたんです。ひもが結べないということは、ひもを結ぶ身体機能、普通は備わっている身体機能を何か欠いているということなんだろうな、だからそこに働きかける方が近道だし応用効くんだろうな、と思っていたんです。ひもを結ぶだけの土台が身体の中にできていないという合図ととらえるべきなんだろうな、そこから手をつけなくてはいけないんじゃないのかな、とは思っていたんです。

## ★空間の中で自分の身体がわかっているかどうかをみる遊び

空間をどう認識するかは、自分の身体が基準です。上下前後左右、全部自分の身体が出発点になります。それがわかっていない子は、ひもを結ぶのも難しいです。ひもを結べない子に、たとえばこういう運動をやらせるとできないことが多いんですよ。

それに加え、不器用の問題にはもうひとつ、ある要素がかかわってきます。

もうひとつのある要素？　それはなんですか？

関節の問題です。これを発見したのは偶然なんですけどね。発達凸凹の方たちは、

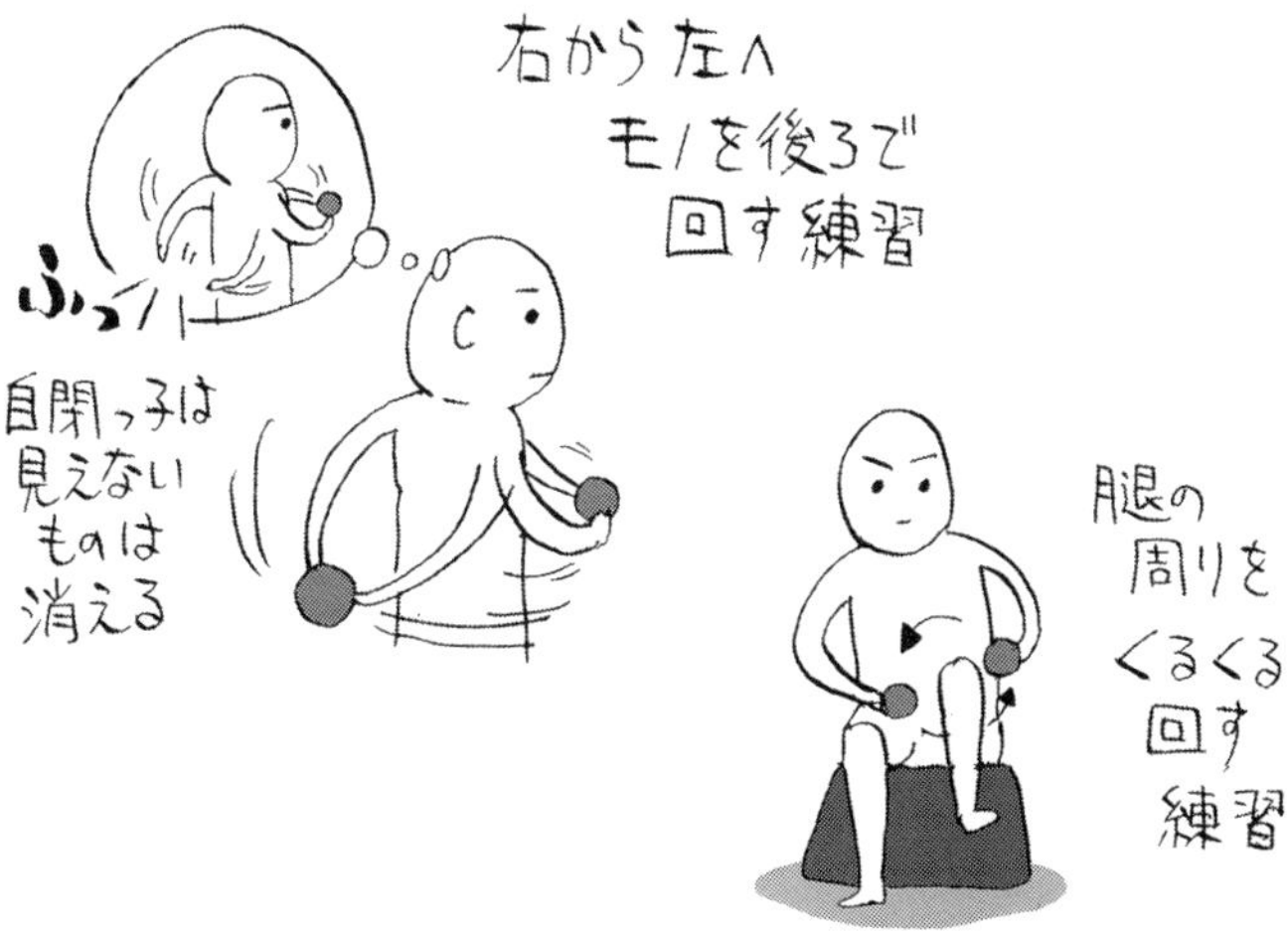
右から左へ
モノを後ろで
回す練習
ふっ
自閉っ子は
見えない
ものは
消える
腿の
周りを
くるくる
回す
練習

関節の問題を持っていることがとても多いようです。それが「じへいっこ」の姿勢にかかわってきていると思います。それを説明していきましょう。

聞きたいですね。よろしくお願いします！

# 3　関節も発達障害？

## 関節が使えているかどうか見分けるカンタンな方法

不器用さを見せる原因のひとつは自分の身体イメージをきちんとつかんでいないことですが、それに加え、発達凸凹の人は関節が未発達のことはよくあります。関節の簡単なアセスメントをご紹介しましょう。浅見さん、僕の手首を握ってみてください。

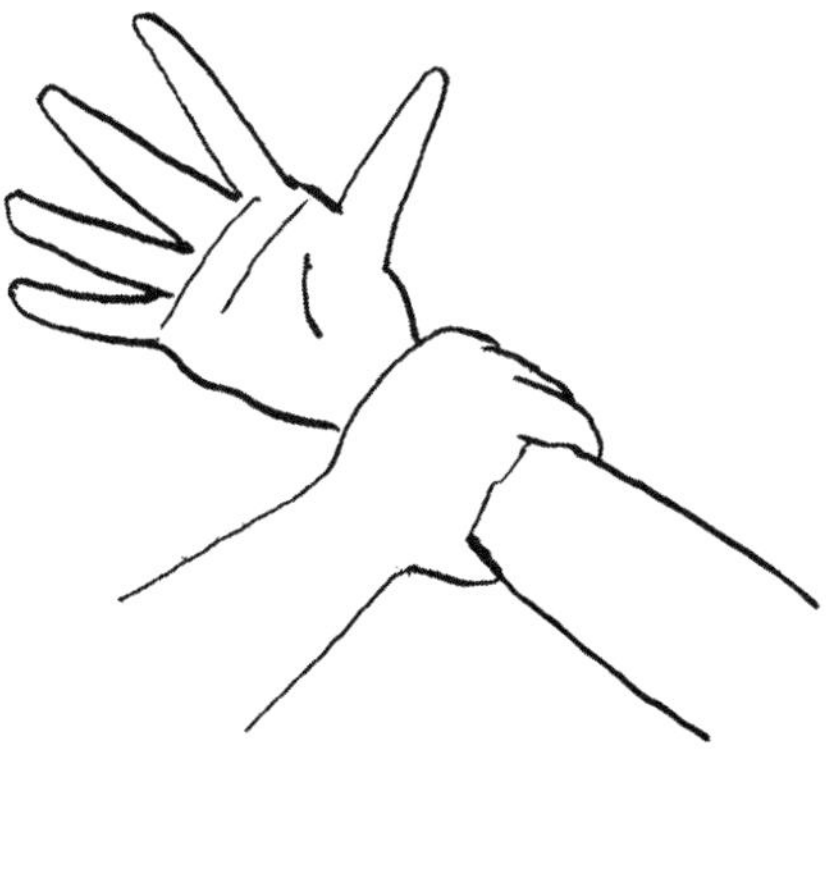

はい。（ぐーぱーぐーぱー）

ほら動くでしょ？

はい。動きを感じますね。

これは関節が働いているからです。でも自閉っ子の場合にはなぜか、足首にしろ手首にしろ関節が動かないというか、開きっぱなしのような状態になってしまっている人が多いんです。そして、逆に関節が開ききれない人もいます。指が曲がっている人は多いでしょう。

ああ、たしかにこういう手足の人いますね。なんとなくデフォルトな状態で指先が曲がっている人。

手をきちんと開くというのは結構難しいんですよ。関節がきちんと働いていないと

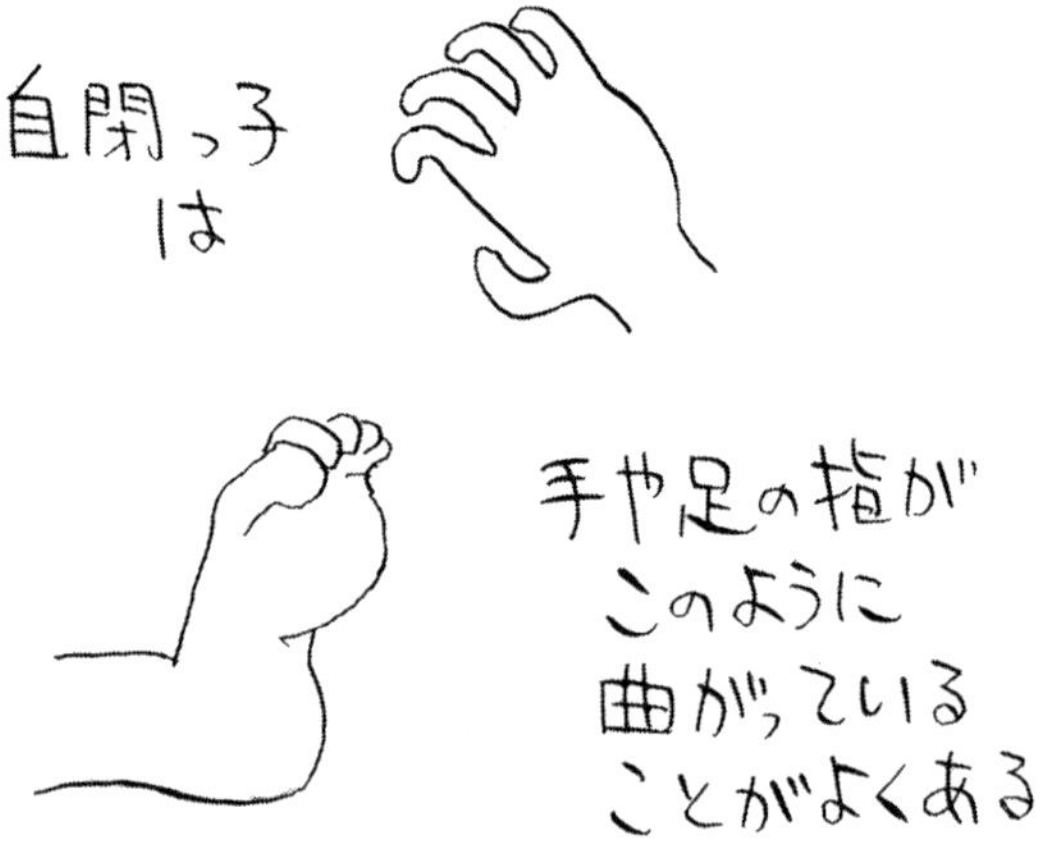
自閉っ子は
手や足の指が
このように
曲がっている
ことがよくある

開けません。

そうなのですか？

赤ちゃんは手を握って生まれてくるでしょ。大きくなっても手の開閉が自在ではない人もいるんです。足の指も同じように曲がっている人がいます。地面がきちんと踏みしめられないんですね。

それが関節から来ているのですね。

関節の開閉がきちんとできない人が多いな、という印象です。それが不器用さや姿勢の問題につながってきます。

## 関節と集中力の関係

そしてたとえば手首の関節が開きっぱなしの状態を、僕は「手首が決まらない」と表現しています。そしてこういう状態だと、勉強や仕事に集中できないんですよ。

ああ、そうでしょうね。わかるような気がします。関節が機能しないと、「気合い入れる」とか難しいですよね。

## どうにかしてそういう状態を治すコンディショニング方法はないんですか？

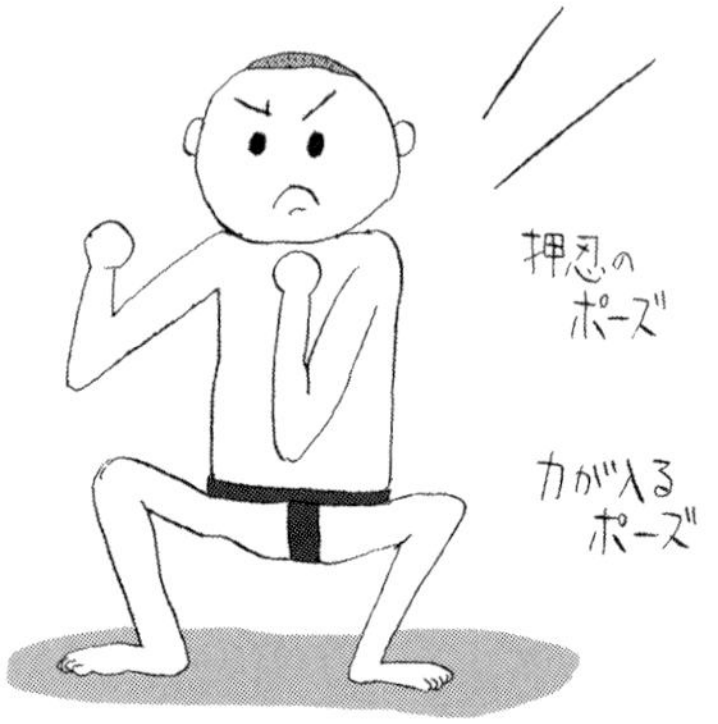


気合い入れるって、
関節に力が入ること。
関節が使えない人にとって、
気合いを入れるのは難しい。

それを順を追って見ていきましょう。まずは「じへいっこ」の姿勢の説明をしていくうちに、解決方法が見えてくるかもしれませんからね。以下に、姿勢と不器用と関節の関係をまとめておきましょう。今は、手先だけ、足先だけ、背中だけいじるより解決する近道があるかも、ということを頭に入れておいてください。

わかりました。

**まとめ**　「不器用」の底にある問題

① 自分の身体イメージの希薄さ
② ①に基づく空間認知の弱さ
③ 関節の問題

## 関節がつながりにくい人もいる

僕は健常域の人の指導にも当たっていますし、発達の凸凹がある人の指導にも当たっています。それで気づくことが多いんです。発達障害は認知だけの問題じゃなく、身体にも発達の凸凹があると。その一つが関節の未発達ではないかと思わざるを得ないような身体をした方に出会うことが結構あります。

今見てきたように関節の可動域が少ない人もいて、それが実は「じへいっこ」の姿勢のつま先立ち等につながるのですが、一方で関節がつながっていない人もいます。

当事者の方からよくそういう話を聞くんですね。日によって関節がつながりにくい日があるとか。謎です。何言ってるかわかりません。

関節がつながっているかどうか見るには、こういうアセスメントをするといいですよ。

## 関節がつながっているかどうか見分ける

一人がもう一人を起こします。関節が正常に機能していればこうなるんです。

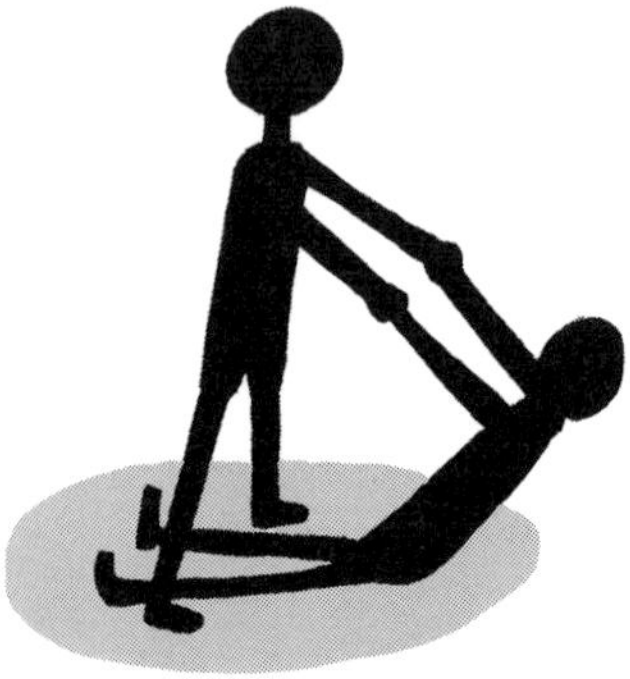

でも機能していないとこうなったりします。

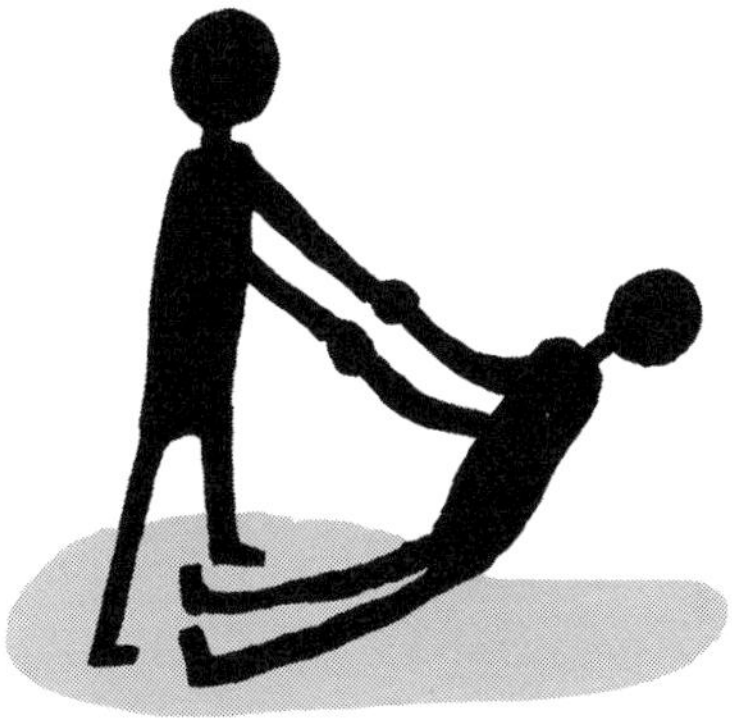

身体の部位と他の部位のつながりが弱いんですね。これでは、身体をしゃんとしておくのが疲れそうだなあ。

身体の各部位がつながっていると、身体はラクなんです。どことどこがつながっているとラクなのか、図にしてみましょう。

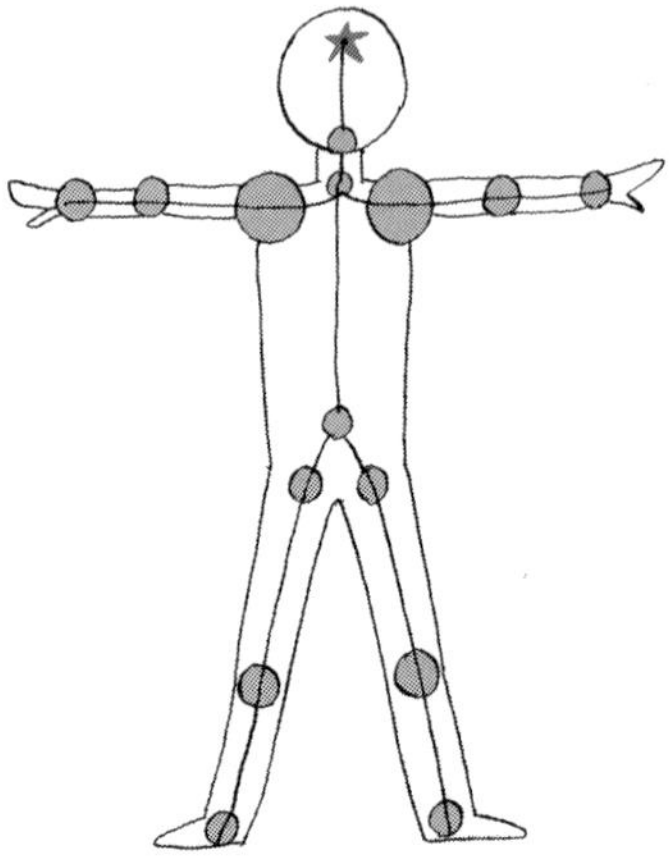

このつながりが、発達凸凹の人は悪いことがあるんですね。まずはアセスメントしてつらさをわかってあげるところから始めるといいですね。なぜ他の人と同じように動けないのかを理解しましょう。そして身体のつながりって、意外なところと意外なところが連携しているんですよ。たとえばあごと股関節にはつながりがあります。

そうなのですか？

はい。だから全体で考えることが大事です。

関節のつながりが弱いことが、おそらくボディイメージの弱さにも関係しています。たとえば優れた体操選手とかは、空中に飛んでいてもボディイメージがしっかりしているんですね。でもおそらく自閉っ子の中にはその逆の人がいると思います。地面に立っていても、ボディイメージがはっきりしないというか。だから水中が好きな人は多いでしょ。

藤家寛子さんが、お風呂に入ると自分の身体の形がわかるって言ってました。

普通我々は、お風呂の中では身体のイメージをむしろなくすんですよね。リラックスして。でも普段のボディイメージが薄いと、お風呂の中の方がわかるという感覚になるのでしょう。ボディイメージが弱いことには固有受容覚の問題や体温を感じにくい問題などもあると思いますが、関節の問題も大きいと思います。

あと、腰にも発達凸凹の人は特徴がありますね。腰が使えていない人も多いです。そこから姿勢の問題が来ていることもあります。そして、全体のつながりを考える上で、腰が使えているかどうかは大きいです。

腰は、全身が協調運動するときの要の位置にありますものね。ところで腰が使えていないってどういうことですか？

では次は、それをご説明しましょうか。

## 4 腰は使えているか？

### 片足立ちしてみよう

片足立ちが苦手な発達凸凹の人もたくさんいますが、これだけでもいいトレーニングになります。片足立ちができないとしたら、腰が使えていない可能性があります。

逆に片足立ちがある程度持続するようになると、お勉強とかに対する集中力がつくんです。身体に集中力ができるんですね。

そして実は身体に集中力ができると、頭が休まります。

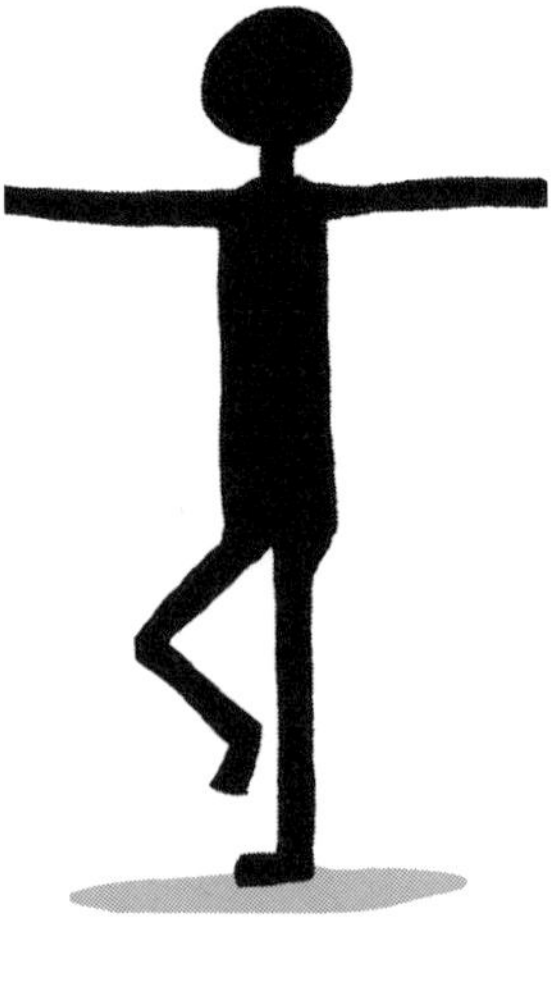

わかります。自閉っ子って、身体感覚が不確かだから、いつも気を張っていなきゃいけなくて、余分に脳みそ労働しているんですよね。すごくわかります。身体感覚がしっかりしてくると、脳みそぐるぐるしなくてすむという話は。

**身体の感覚がしっかりしてくる**

**←**

**頭が休まって余分に考えなくてすむようになる**

なんですよね。

片足立ち以外に、腰が使えているかどうかのアセスメント方法はありますか？

タオルかなんかで綱引きとかするとわかります。腰が使えている人はへっぴり腰になりません。

なるほど。要するに「腰が使えていない」って、「腰の力を入れたり抜いたりが自在にできない」ということですか？

そういうことです。関節もそうですが、力を入れたり抜いたりが自在にできることが「使えている」状態です。力を入れられない現象を僕は「腰が決まらない」状態と呼んでいます。

## 関節が「使えている」とは、力を入れたり抜いたりが自在にできること

## 「ぴしっと座りなさい」と言っても無駄な理由

姿勢が悪い子に大人は「ぴしっと座りなさい」と言ってしまいがちなものですが、同じように「ぴしっと座りなさい」と言って

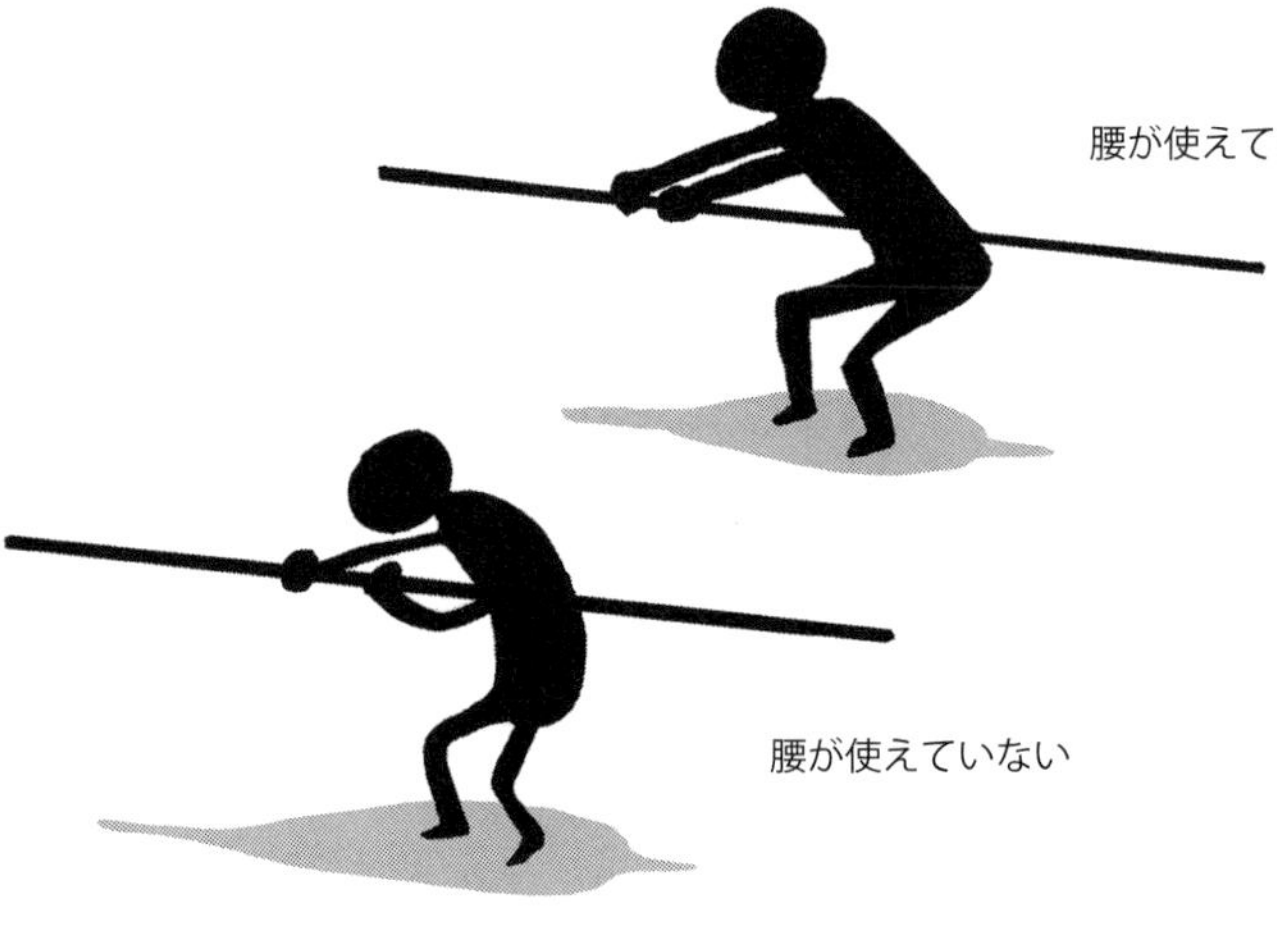

も、腰が使えている人とそうではない人は座り方が違います。

ああ、たしかに。「ぴしっとした状態」にはこういう種類がありますね。

いい、悪いじゃないんです。たたずまいを見てその人の状態をつかんでおくことが大事です。

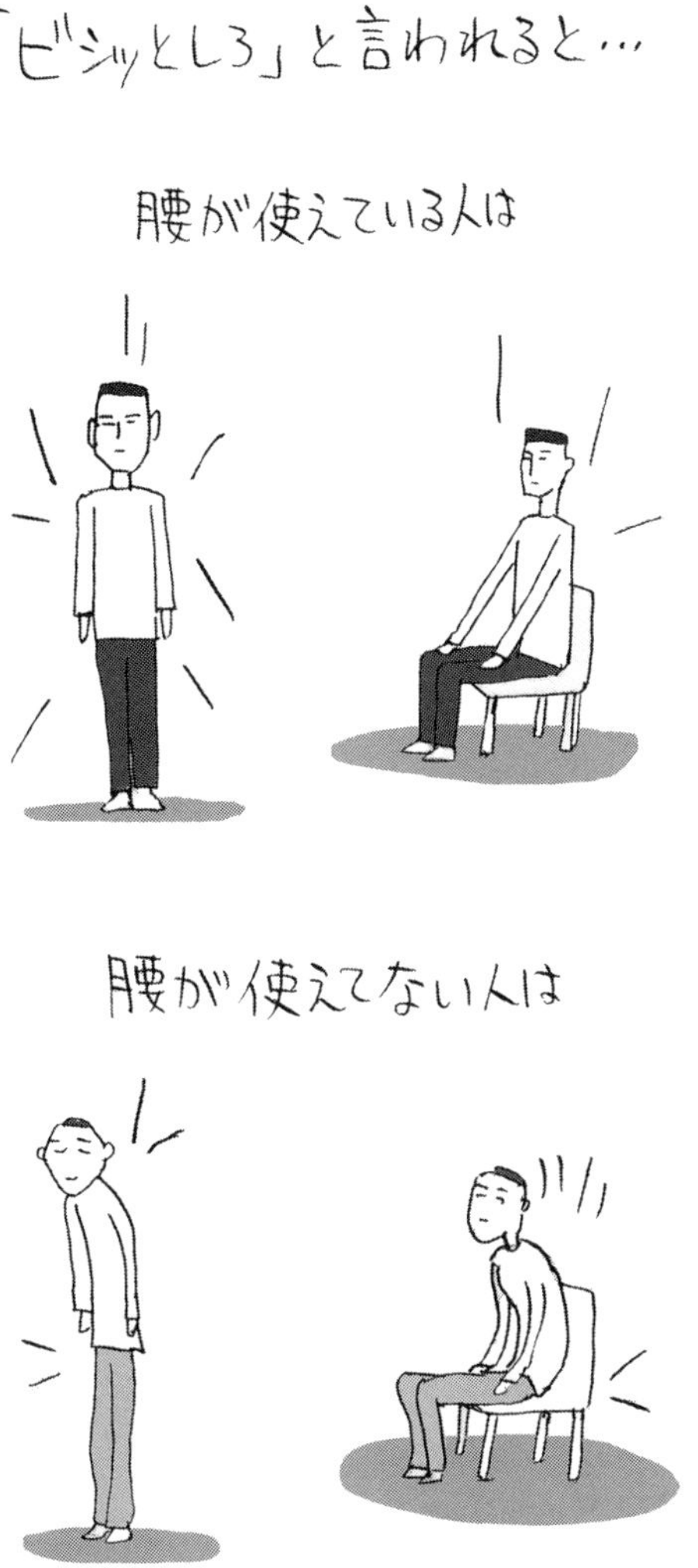
「ビシッとしろ」と言われると…
腰が使えている人は
腰が使えてない人は

## 腰を使えるようになるトレーニング

腰を使えるようになるトレーニングにはどのようなものがありますか？

膝行なんかいいですね。こうやって歩く練習をしているうちに、腰が決まってきます。それと腰割。これも、発達凸凹の子は苦手なことが多いようです。正しく腰割が決まると顔が明るくなるんですよね。

正しい腰割って、お尻を後ろに突き出さずにまっすぐ降りられるということですか。

はい。下ろせるところまででいいんです。そこまで下ろすと、顔が明るくなります。こうやってワークをして腰が育ってくると、行動力が育つんです。頭と身体がつながるからでしょう。

例えば大縄飛び、これは苦手な子が多いですが、飛べない子はだいたい頭だけで突っ込んでいるんです。身体とのつながりが実感できていないんですね。腰が育てば、頭と身体がつながってきます。

なるほど。飛べない苦い思い出、持っている人は多いですよ。頭だけで自分の身体

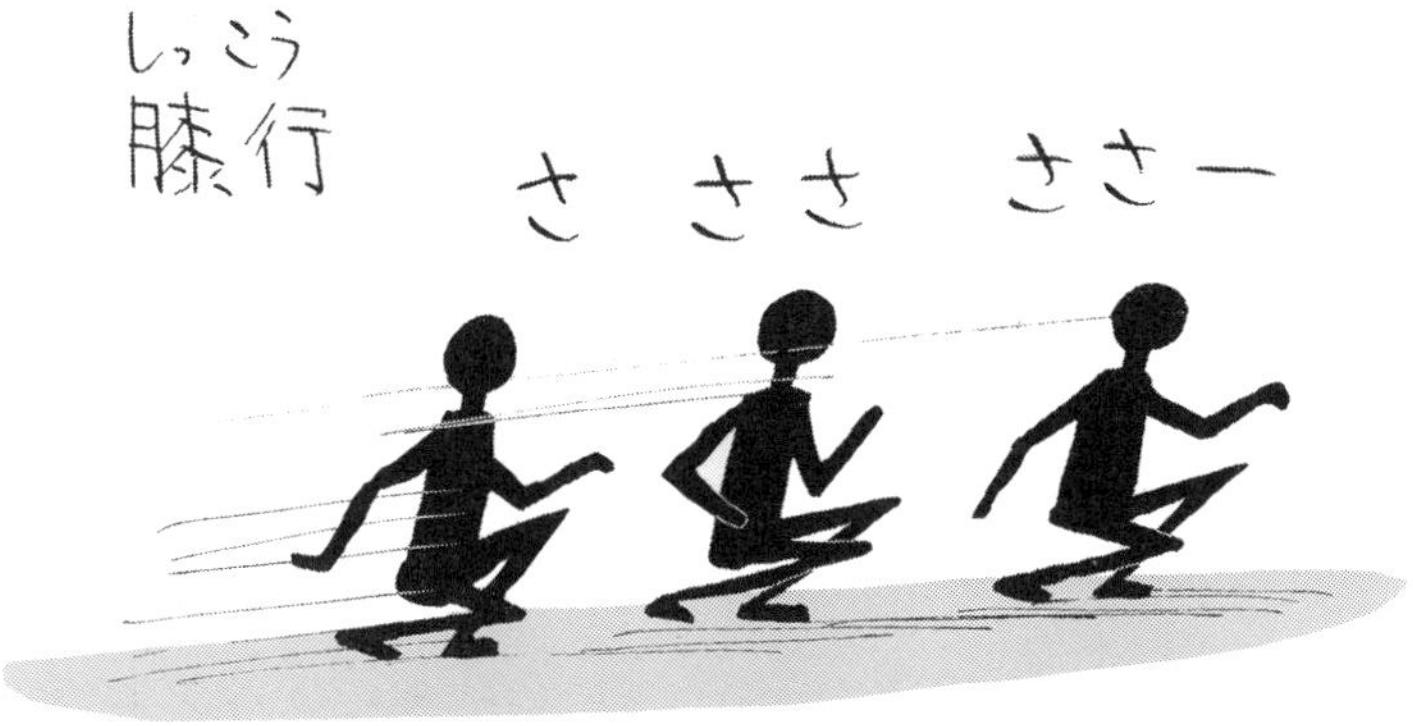


和式トイレを使うように腰を下ろす → 両脚を交互に動かし座り歩き

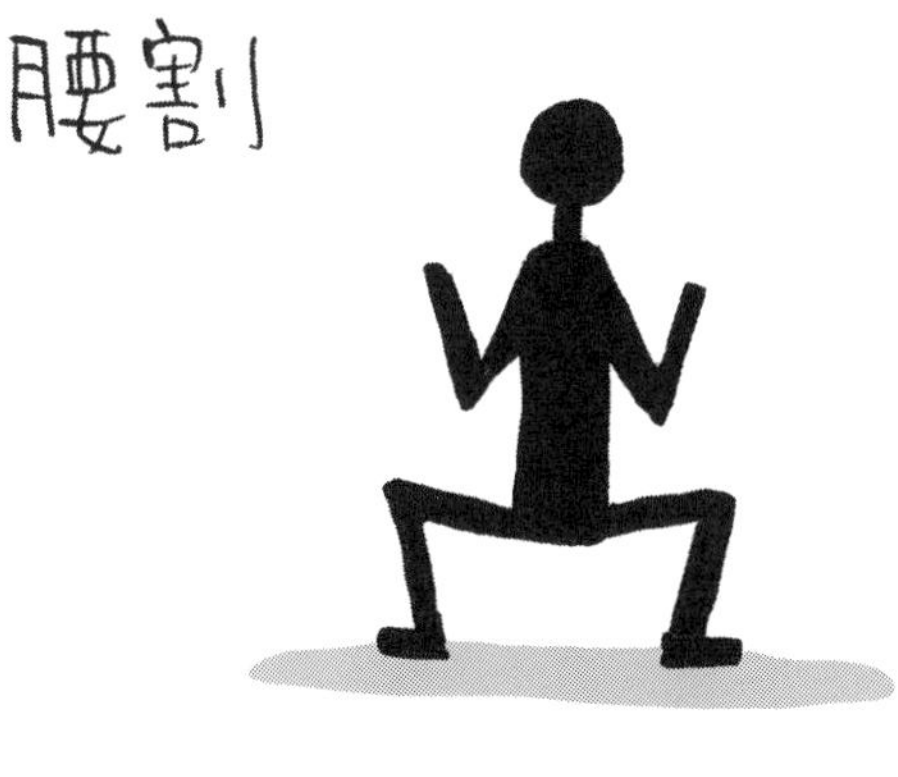

をとらえるんじゃなく、腰がどこにあるかをきちんと身体でわかっておくと大縄飛びとかはうまくいきそうですね。

そういうことです。

まあ、腰以外にも大事なものはあるんです。先ほど言ったように、身体作りは「部分を鍛える」というより「全体をつなげてラクに動ける身体を作る」というのが基本の考え方なので、ぼしきゅうとの関係を見て行かなくてはいけないんですけどね。

ぼしきゅう?

ぼしきゅうが大事なんです。追々説明していきましょう。

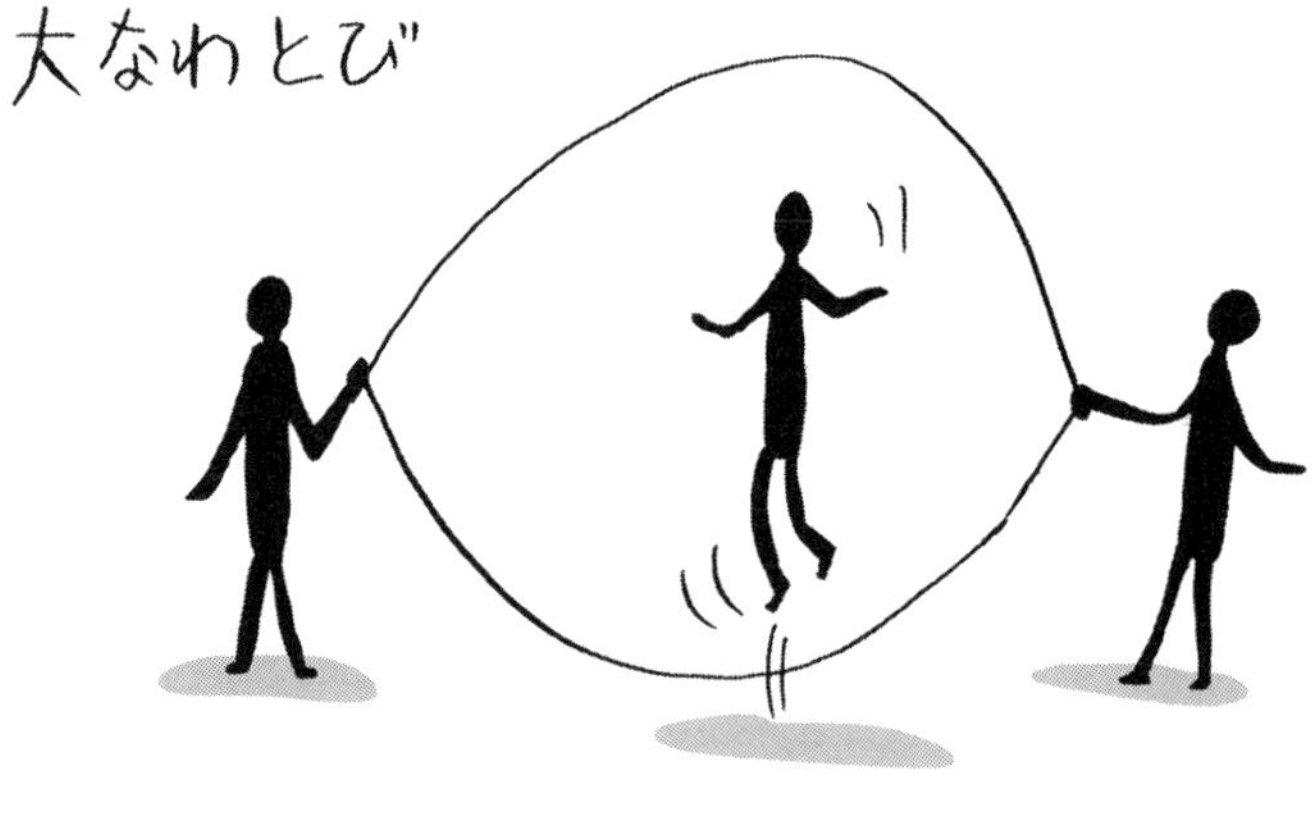

# 5 呼吸器とお行儀

## 自己治療としての多動

この「じへいっこ」のポーズは呼吸器にも関係してきます。こういう姿勢だと呼吸器が圧迫されますから、呼吸器が未発達になります。実は発達障害の方は、内臓が未発達のことがよくあると見ていて思います。発達の遅れというのは認知方面に限らないと見ています。

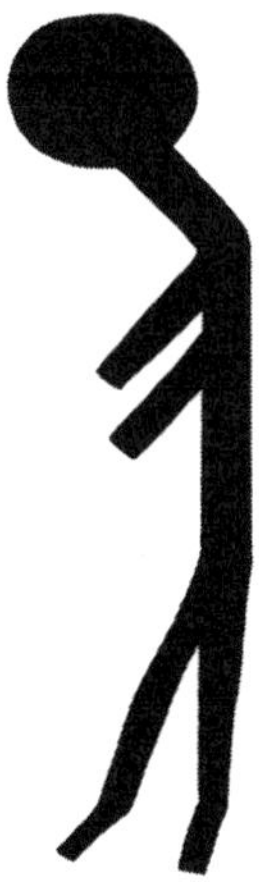

わかります。トイレットトレーニングが遅れるお子さんなどは、内臓覚の発達が遅

れているかもしれませんね。それに、大人になっても自分の体調がつかみにくかったりする様子もよく見ます。内臓覚の認識の弱さが、生活上の不便につながっていますね。そしてもしかすると内臓の発達そのものに遅れがあるかも、というのが栗本さんの観察なのですね。

小さい自閉っ子の親御さんたちは、お子さんの多動に苦労なさると思います。身の安全は確保しなければなりませんが、多動は呼吸器の発達が未熟な身体がそういう身体なりに自分でやっている発達訓練かもしれません。

未発達な呼吸器系統を動き回ることで鍛えているんですね。一種の自己治療ですね。だいたい無意識のうちにやることって自己治療のことが多いですね。

いい、悪いじゃないんです。意味があるんです。呼吸器が未熟な子は、動いてその問題を解消しようとしているのかもしれません。動いて育つんです。

なるほど。

そういう理解をすることが必要です。やりたくてやっているのではなく、意味があるんです。

呼吸器の状態を見るためのアセスメント方法があったら教えてください。

# 呼吸器の状態を見るための姿勢

定型発達の人には簡単なポーズですが、これも発達凸凹の子は苦手な子が多いです。このポーズを力まずにやれると呼吸器が育ってきているということ。胸がきちんと開いているということです。きちんと呼吸できない人は、実は意外と多いのです。

ちなみにこのポーズをすると、手に体重を乗せる実感も育ちますから、関節も育つので、トライするといいですよ。数秒しか続かないことも、発達凸凹の子には珍しくありません。

つながりが悪いと、続いてもこんな感じになったりします。

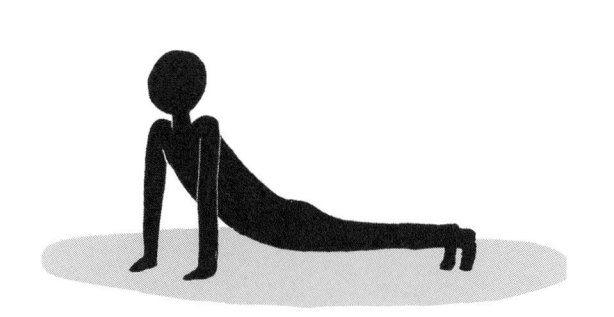

ああ、上体を起こしていられなくて、手と首で支えようと必死な感じですね。これがつながっていない身体なんですね。身体がきちんとつながっていないから、身体を起こすには、余分な力を適切でない場所に入れないといけない。

そういうことです。発達凸凹の子の中には、結構このポーズがとれない人がいます。大人でも。とれても数秒しか続かなかったり。

実感しにくいですね。でも理由があるんだ。

そうなんです。やれないことにも、やっていることにも全部理由があるんです。多動もそうだし、同じように親御さんや支援者の皆さんを悩ませる自傷行為もそうです。同じ

頭叩きでも、どこを叩いているかで状態が違います。

そうなのですか？　ではそれを教えてください。

# 6 自傷行為が意味するもの

自傷行為は、見ていてつらいですけど、やっているご本人もつらいんですよね。

もちろんそうでしょう。でもやむにやまれずやっているんです。やりたくてやっているわけじゃないけど。

何か内側に苦しみがあって、それをリリースしているんだろうなという気がするんですが。

どこを叩いているか見ると、どこが苦しいかヒントになるんですよ。

そうなのですか？

## ★額をごんごんぶつける人は？

額を叩く人がいますね。どこかにぶつけたり。あれは自律神経を整えようともがいているようです。実は自律神経を整えるときには、髪の生え際をとんとんと指で軽く叩くといいのです。

じゃあ、季節の変わり目とか、気圧の変化に弱い人にはよさそうですね。

はい。だから額を叩く人には、生え際を指でとんとんとしてあげるといいかもしれません。

そういうことで自傷行為は止まるんでしょうか？

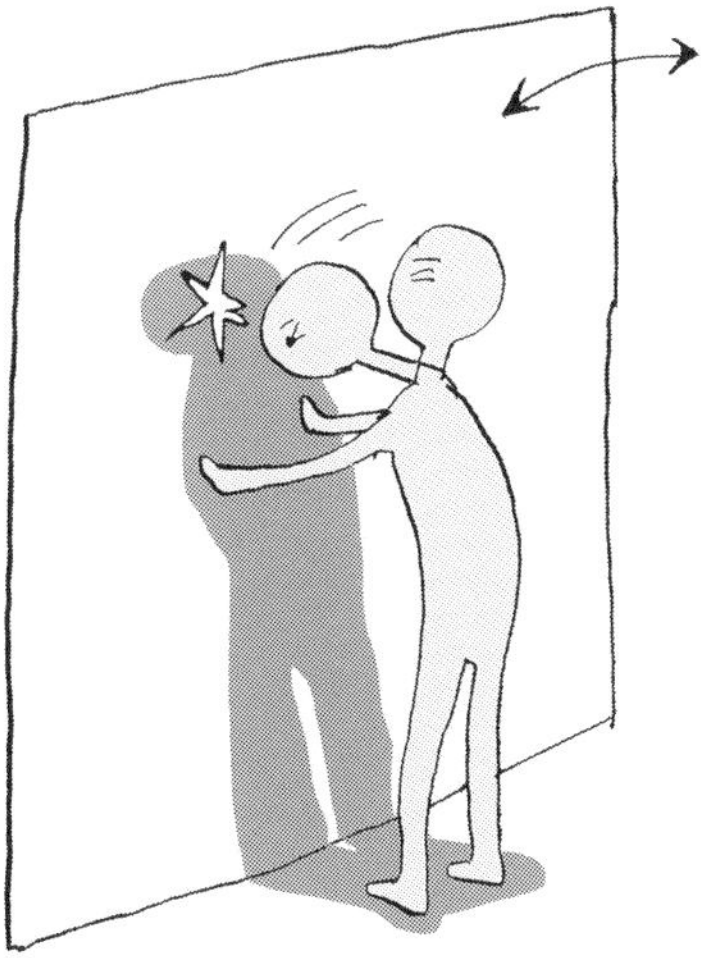

成長も含め身体が変わってくると余分なことしなくなるんですね。だから身体が変わった結果、親御さんが気になるような行動をやめることは多いです。

### ★頭の「一休さんのつぼ」の辺をぽんぽん叩く人は？

このあたりを叩く人は、基本的に頭が忙しい人です。あと、目がくたびれている場合や神経過敏が考えられるでしょう。そして実は、頭の忙しさと首の前傾や硬くなっていることにはおおいに関係があります

そういう人には何をしてあげればいいのですか？

姿勢をゆるめてあげると頭の忙しさが

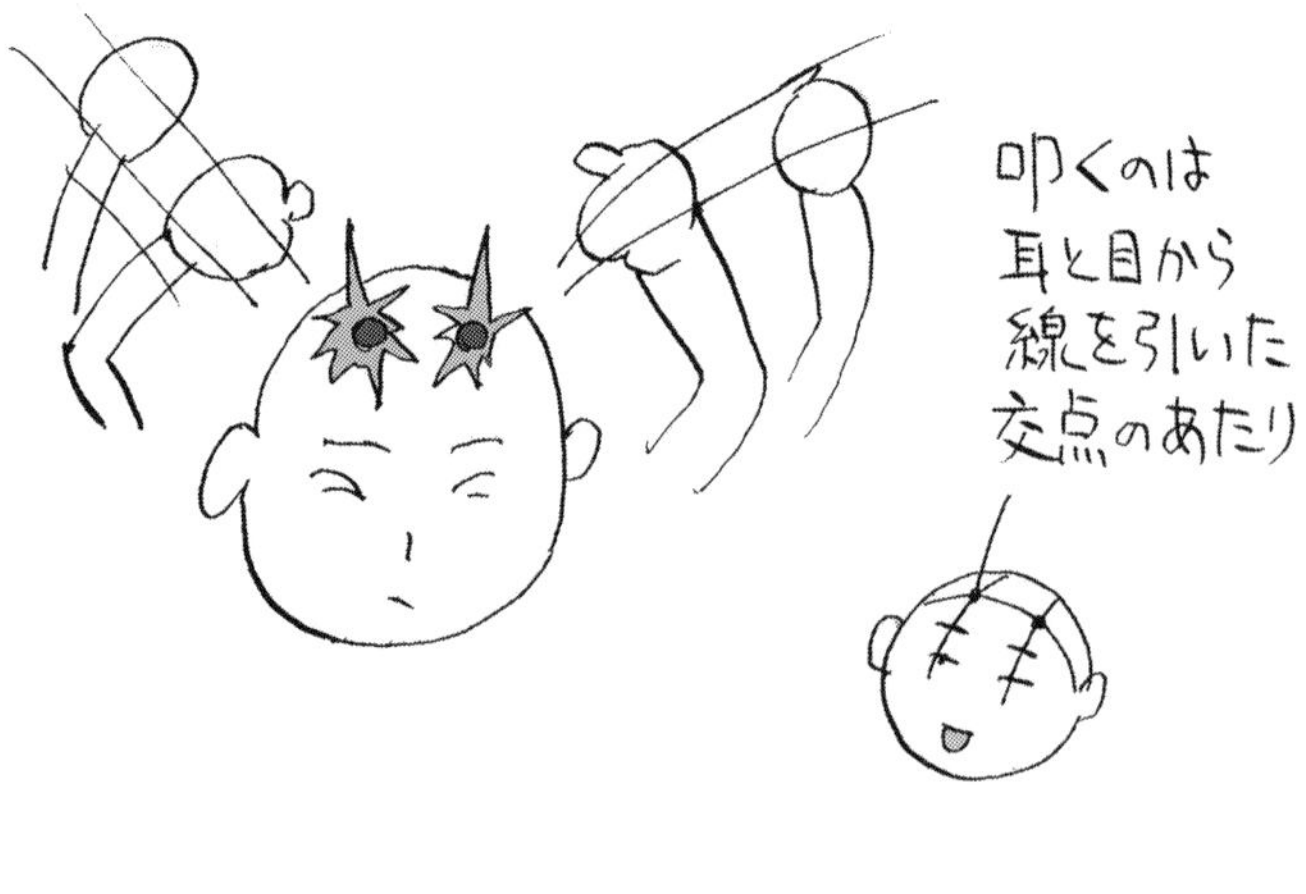
叩くのは
耳と目から
線を引いた
交点のあたり

和らぎます。その方法を追々説明していきましょう。こういう人には目のくたびれ、視覚過敏など神経系統に影響が出やすいと思われます。

## ★後頭部をぼんぼんぶつける人は？

後頭部をぼんぼんぶつける人は、睡眠が足りなかったり、睡眠の質が悪いと考えられます。頭皮チェックをしてみるといいでしょう。後頭部の真ん中の隆起している上のところが、よく摘まめたりするかもしれません。

はあぁ。同じ「自傷行為」「頭叩き」でも意味があるんですね、それぞれ。そして

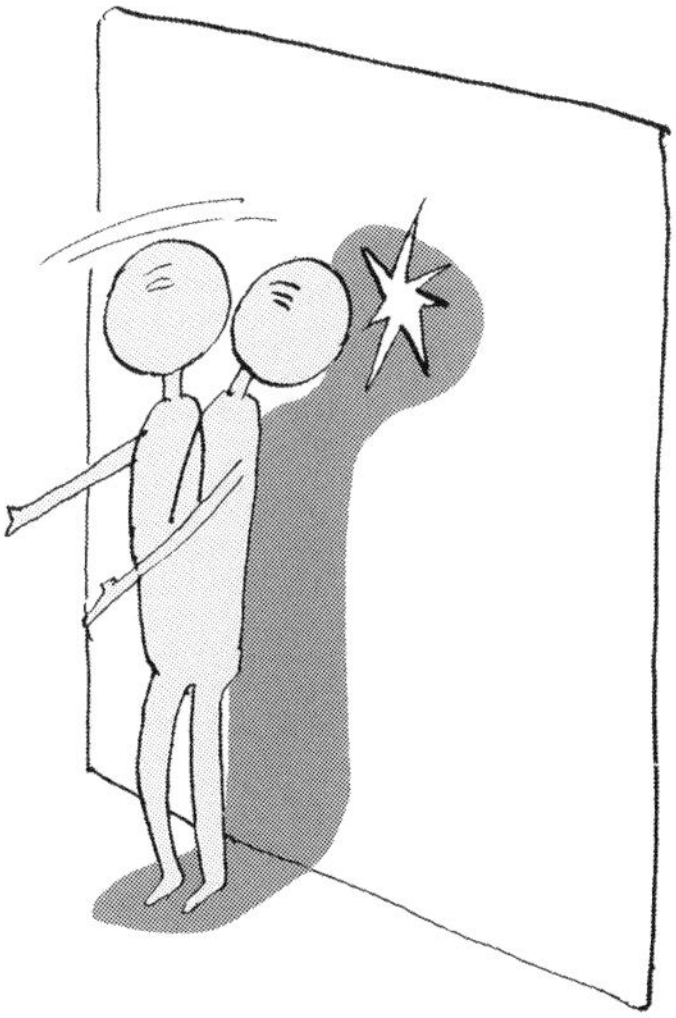

全部、自己治療なんですね。苦しいからやっているんですね。だとしたらその苦しみを取らず、行為をやめさせるためだけに曲芸みたいにご褒美とか罰とかで「釣る」のって残酷だなあ。

どんな動作でも、意味があってやっているんです。問題行動と見ないで、自己治療という視点を持ちたいですね。

なるほど。本人なりの自己治療だと考えると何かに苦しんでいる結果だとわかる。そうしたらそこをラクにしてあげたいですね。

# 7「いい姿勢」ってどんな姿勢？

## 「いい姿勢」は一人一人違う

さて、私たちはなんとなく「自閉っ子は姿勢が悪いなあ」とか感じてきました。そして多くの自閉っ子が、いい姿勢ができなくて、叱られて、でもどうしようもなくて、悲しい思いをしてきたという話をよく聞いてきました。

無理に姿勢良くできないのは、仕方ないことだと思います。けれども一方で、栗本さんのお話を伺って、その姿勢の悪さが排泄や睡眠、認知や情緒に関係していることを知りました。そこで質問です。そもそも「いい姿勢」ってあるんでしょうかね？　あったら、どんな姿勢ですか？

人間は一人一人、持っている身体の癖が違います。だからたとえば一緒に掃除をするにしても、それぞれ得意な掃除が違うはずなんです。それは、身体の癖が違うからです。たとえば愛甲さんは、窓ふきが得意でしょう。小暮画伯は、掃除機が好きでしょうね。浅見さんは雑巾かけるのが好きなんじゃないですか？

なんでわかるんですか？　私は掃除機かけるくらいなら雑巾がけのほうがましですね。

とくに浅見さんは台拭きなんて好きでしょう。それは、普段の身体の動きを見ているとわかるんですよ。身体の癖は個性なんです。みんな違うんです。だから何か図を示して「この姿勢が正しい」というやり方はしません。そうじゃなくて、その人にとってどういう姿勢がいいか、主観的にまず探ることが大切です。

主観的に探る？　どういう風に？

どういう姿勢のときに息が深くできるか、主観的に探るところから始めるといいですね。

息が深くできるのが、その人に合った姿勢だということですね。

そうです。だから息が浅ければ、姿勢を微調整すればいいです。息が深くなる位置が見つかれば、それがその人にとっての「いい姿勢」です。

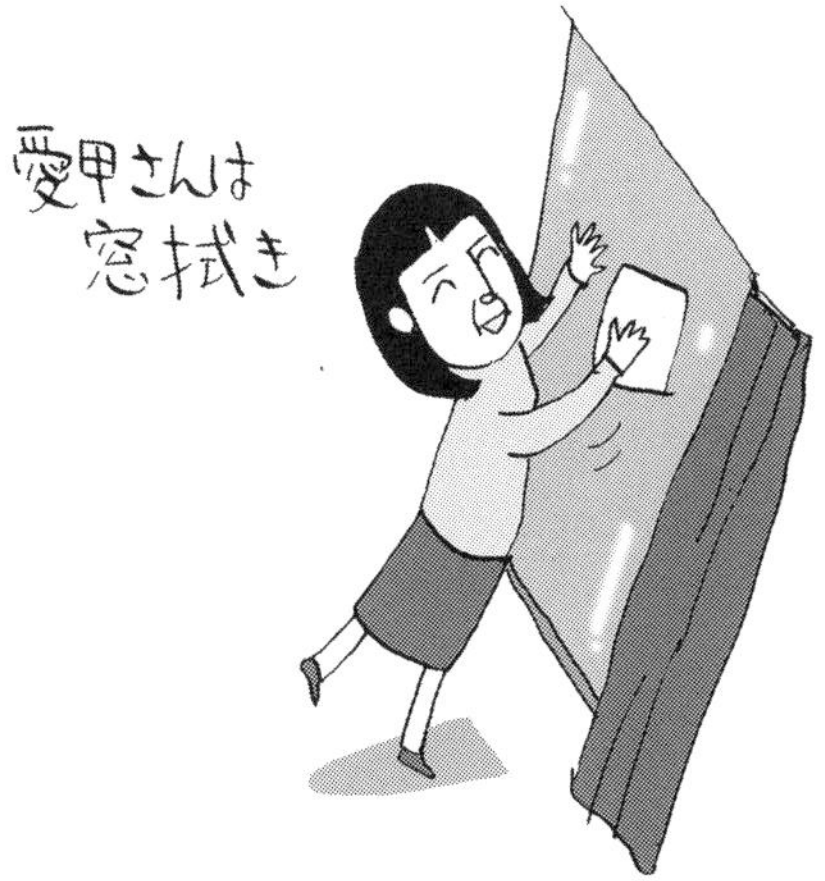
愛甲さんは
窓拭き

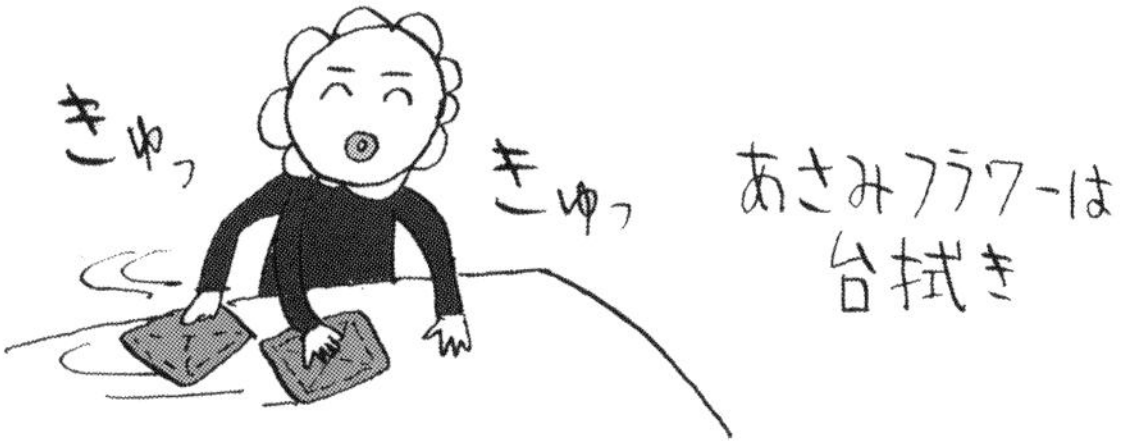
きゅっ
きゅっ
あさみフラワーは
台拭き

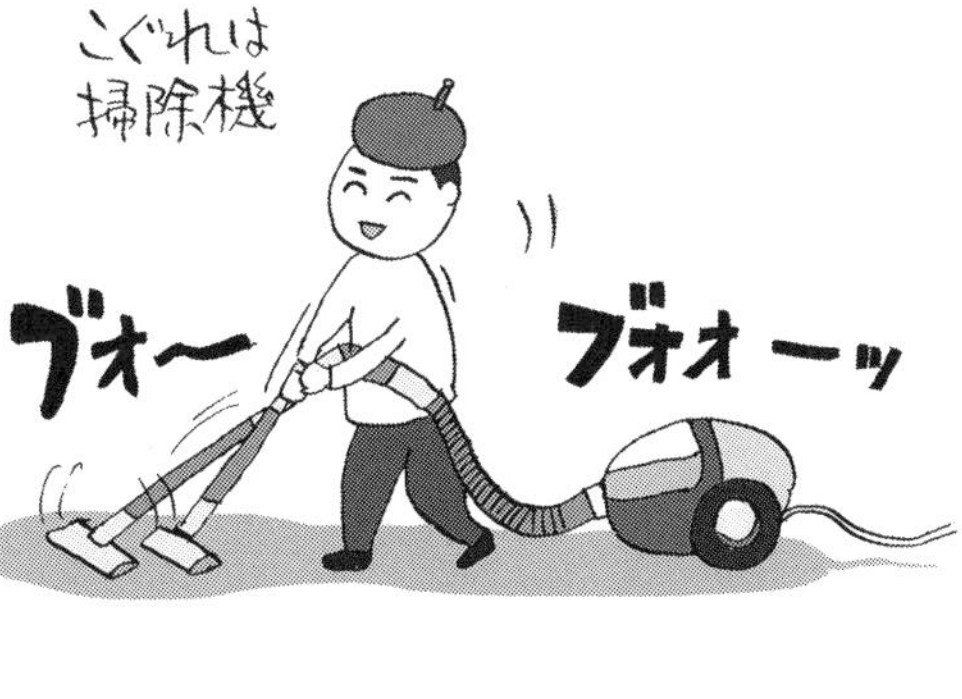
こぐれは
掃除機
ブオ〜
ブオオーッ

息が深くできる姿勢＝その人にとってのいい姿勢

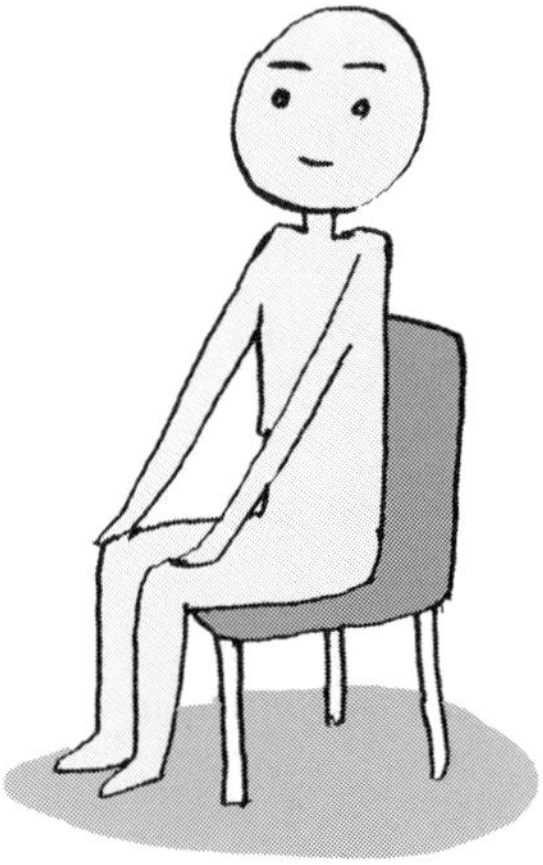

## 姿勢と睡眠の関係

なるほどこの基準はわかりやすいです。別に「お手本」があるわけじゃないんですね。

寝相もそうです。その人に適切な寝相は親子だって違います。寝ている間にくたびれが取れる寝相がその人にとっていい寝相です。

## 寝ている間にくたびれが取れる寝相がその人にとってのいい寝相

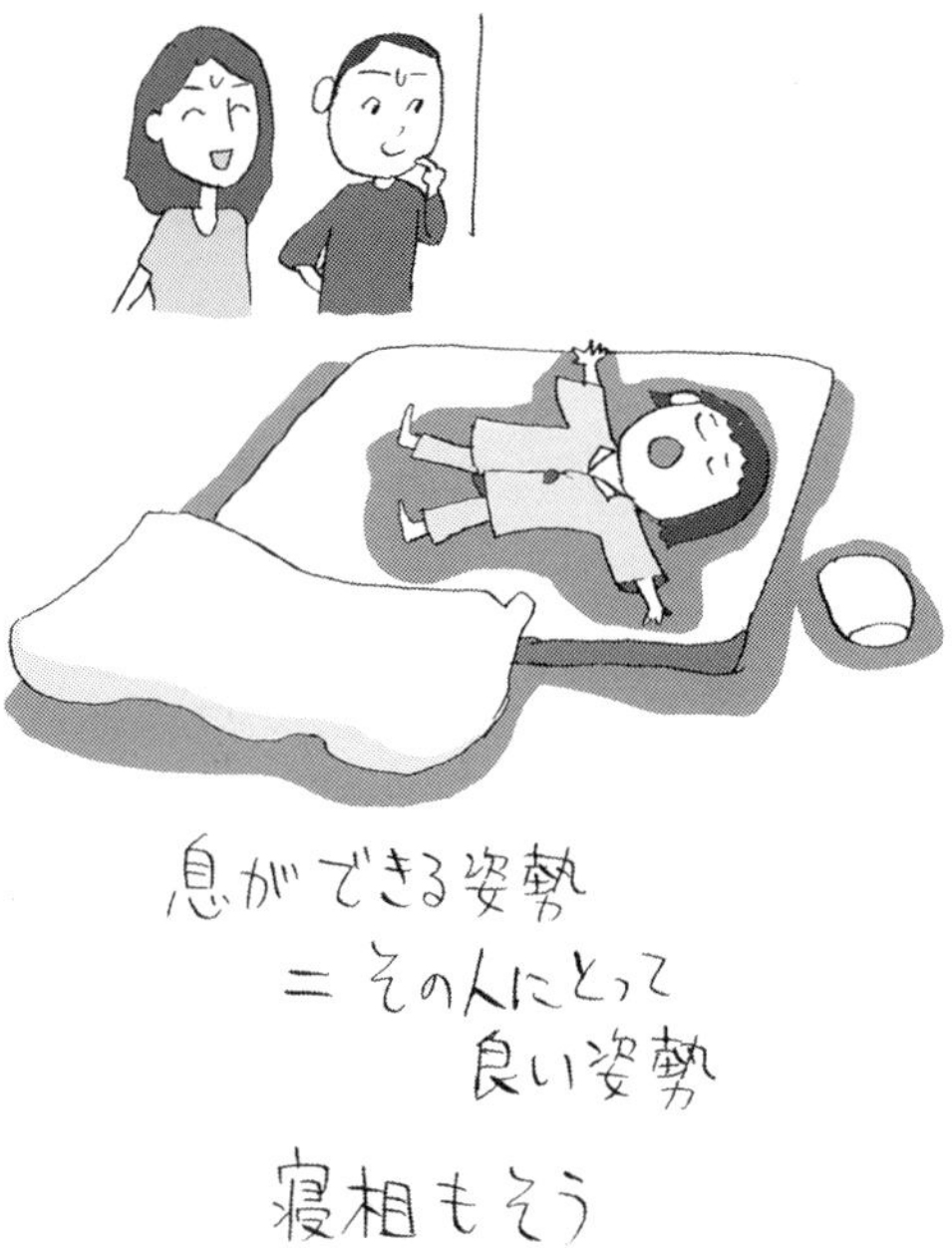
息ができる姿勢
＝その人にとって
良い姿勢
寝相もそう

きっと「息が深くできる姿勢」は一人一人違うんだと思うんですけど、人類共通のところもあると思います。それにこだわり過ぎてはいけないけど、やっぱり「じへいっこ」の姿勢はいくらなんでも息苦しそうですね。そしてだからこそ、呼吸器を使おうと動き回っ

たりする自己治療が起きて、それが多動という形に見えたりするわけですね。でも「ぴしっとしなさい」と言われてもできない、ただ悲しい思いをしただけ、という体験をさんざんつんで大人になった自閉症スペクトラムの方は多いんです。だいたいこういうパターンに反応がわかれます。

ぴしっとしなさいと言われる

↓

反応①　単純に無理

反応②　一瞬ぴしっとするがすぐ元に戻ってしまう

反応③　厳しくしつけられて一応できるようになるけれど、

そのせいで疲労が激しい

この第三のケースは比較的レアケースだと思いますが、藤家寛子さん（『自閉っ子、こういう風にできてます！』著者）がこのケースなんですよね。彼女はしつけの厳しいおうちに育ったし、姿勢なんて定型発達の人よりずっとよく見えるくらいなんです。本人曰く「ずっとピラティスしながら歩いているようなもん」なんだそうです。ただその姿勢を保つ努力のせいか昔は入眠困難がひどくて、筋弛緩体操して、そして睡眠薬飲んで、それでやっとわざと失神するような状態まで持っていって眠りについていて、そして続きものの悪夢を見るって言ってました。おそらく熟睡していなかったんじゃないかと。今はすっかり健康になって、寝る前に飲む薬の量も減ったそうですが。

夢を見ることが多いということは、名目の睡眠時間が長くても睡眠によってくたびれが取れていないということです。

そうですか。まあ、姿勢を「無理に」良くした人にはそういうことが起きる可能性もあるわけで、だいたいの人はその手前で「できない」ことが多いと思います。反応①と反応②ですね。なんでそれほど姿勢が崩れやすいのでしょうか？

だんだん核心に近づいてきましたね。

健康な身体とは、力を入れたり抜いたり（＝リラックスしたり）が自由にできる身体です。緩急の調整ができる身体です。そして必要なとき必要なところに力を入れるのにも、不要なとき不要なところから力を抜くのにも、どこが大事なのかは共通しているんです。

どこなんですか？

「土台」です。

土台?

そうです。では、土台についてご説明しましょう。

# 8 大事なのは「土台」

## 足首から下を見る

### ★かかとに注目

神田橋條治先生が『発達障害は治りますか？』の中で、藤家さんのかかとに働きかけられましたよね。かかとの位置を変える治療をされましたよね？

はい。不思議な話だと思いました。姿勢がとてもいい藤家さんですが、神田橋先生はさっと見て「斜めに立っている」と見抜かれて、それで脳が苦しいだろうと。かかとの位置を変える治療をされたら、藤家さんの顔が見る見る明るくなったのにびっくりしました。かかとの位置一つでこれだけ変わるんだ〜と感心しました。

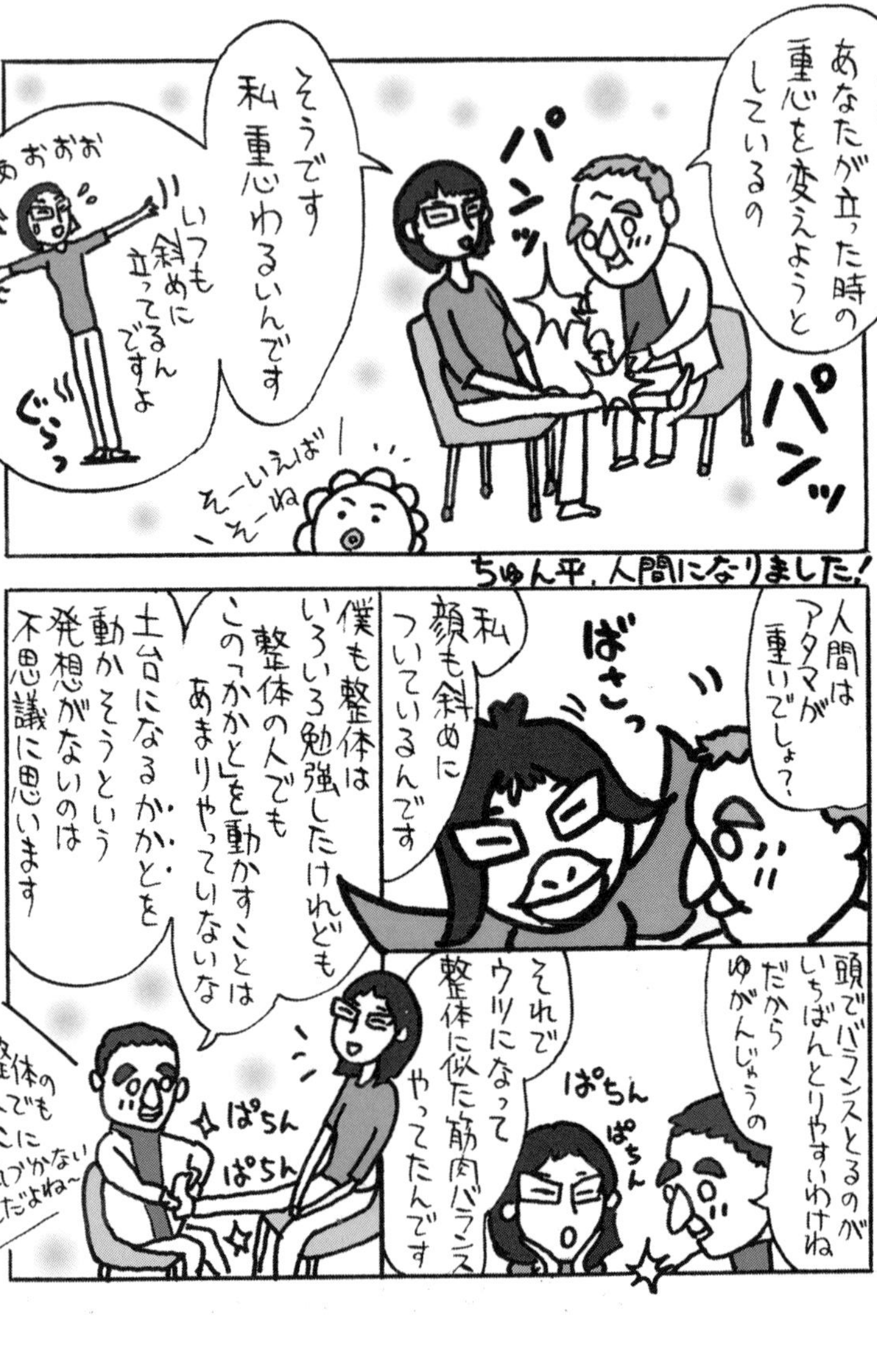

これはね…あなたが立った時の重心を変えようとしているの
パンッ
パンッ
そうです 私重心わるいんです
あおおお
いつも斜めに立ってるんですよ
ぐらっ
そーいえば！
そーね
ちゅん平、人間になりました！
人間はアタマが重りでしょ？
ぱさっ
私顔も斜めについているんです
僕も整体はいろいろ勉強したけれども整体の人でもこの「かかと」を動かすことはあまりやっていないな
土台になるかかとを動かそうという発想がないのは不思議に思います
頭でバランスとるのがいちばんとりやすいわけね だからゆがんじゅうの
ぱちん
ぱちん
それでウツになって整体に似た筋肉バランスやってたんです
ぱちん
ぱちん
整体の人でもそこに気づかないんだよね〜

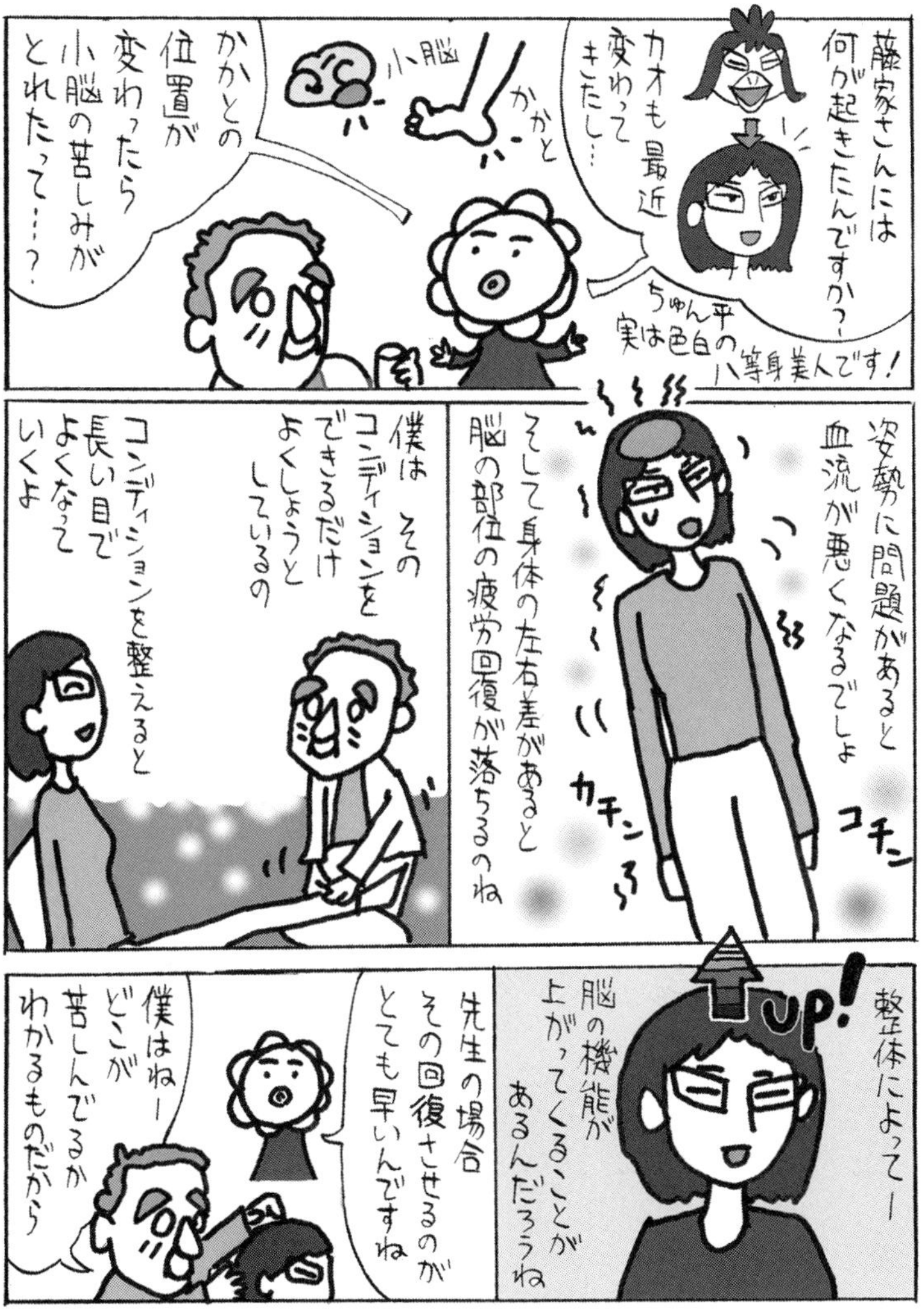
藤家さんには何が起きたんですか？
カオも最近変わってきたし…
ちゅん平 実は色白の八等身美人です！
かかと
小脳
かかとの位置が変わったら小脳の苦しみがとれたって…？
姿勢に問題があると血流が悪くなるでしょ
そして身体の左右差があると脳の部位の疲労回復が落ちるのね
カチン
コチン
僕はそのコンディションをできるだけよくしょうとしているの
コンディションを整えると長い目でよくなっていくよ
整体によってー
脳の機能が上がってくることがあるんだろうね
UP!
先生の場合その回復させるのがとても早いんですね
僕はねーどこが苦しんでるかわかるものだから

＊『発達障害は治りますか？』（神田橋條治 他＝著）より抜粋

あれを読んで「やっぱりね」と思いました。意外に思えるかもしれませんが、実はかかとって大事なんです。足首の下って大事なんです。自分の足首の下の性質をわかってつきあうことは大事なんです。

そうなんですか!

もう一度「じへいっこ」の図を見てください。

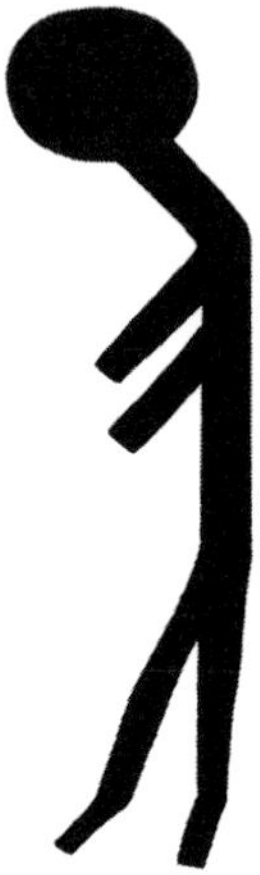

人間の身体は全身つながっています。背中が丸くなって首が前傾しているのを治そうと思って「ぴしっとしなさい」と言っても治らない理由が、図で見れば一目瞭然なんです。だってつま先立ちだと、どうしても頭が前に突き出るでしょ。頭が前に突き出ると、背中は曲がりますね。

ほんとだー。考えてみたら当たり前だ。

だから神田橋先生が藤家さんのかかとに働きかけたとおり、健康な身体作りはかかとからやっていかなくちゃいけないんです。

なるほど！　それは大きな発見かもしれません。

## 健康な身体作りはかかとからやっていかなくてはならない

実はこれを僕が発見したのは偶然なんです。自閉症の子って過敏性があるから、なかなか頭とか首とか触らせてくれないでしょ。

そうですね。

だから、身体の状態を見るのに頭から一番離れた足を見ることが多かったんです。そして気づいたんです。自閉症の人は足首が使えない人が多いって。

## 足首は使えていますか？

足首使えない？　それってどういうことですか？　腰が使えない、っていう言葉をさっき使いましたがそういうことですか？

こういう風に、足首を曲げ伸ばししてみてください。

はい。

普通はこういう風に曲げ伸ばしできるんです。でも足首が使えない人は、全体を動かしてしまうんです。

ああ、足首の関節が使えないんですね。関節は蝶番だけど、蝶番として機能していないんですね？

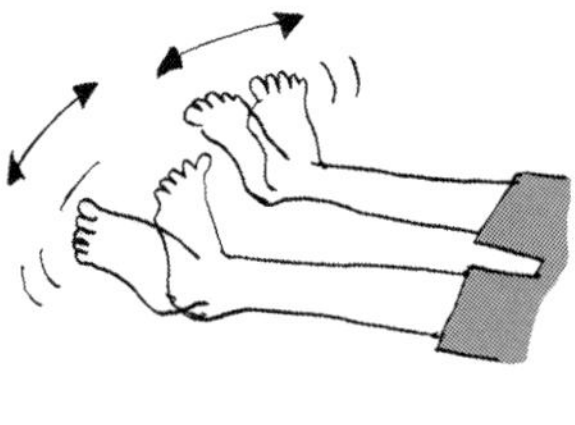

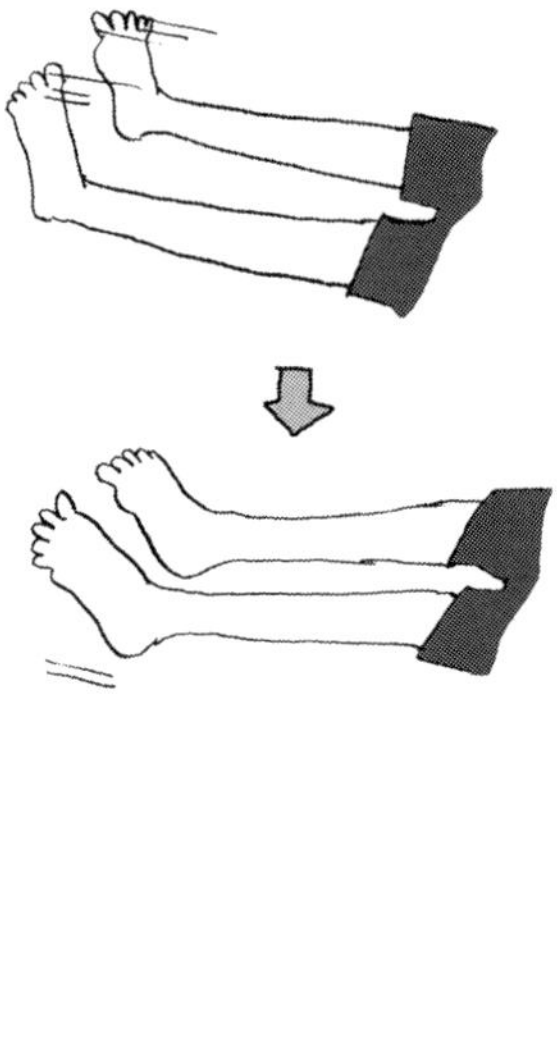

そうです。僕はこの状態を「足首が使えない」と呼んでいます。足首の関節が硬くて使えなければ、つま先立ちするでしょう、自然に。

ほんとだー。だってかかとを地面にぴったりのせにくいですよね、足首硬ければ。そうすると自然につま先立ちになりますね。

## 足首の状態をアセスメントしてみる

足首が硬すぎるとか、あるいは逆に力が入らないとか、おうちでも見分ける方法はありますか?

足首の状態を見る方法はいくつもあり

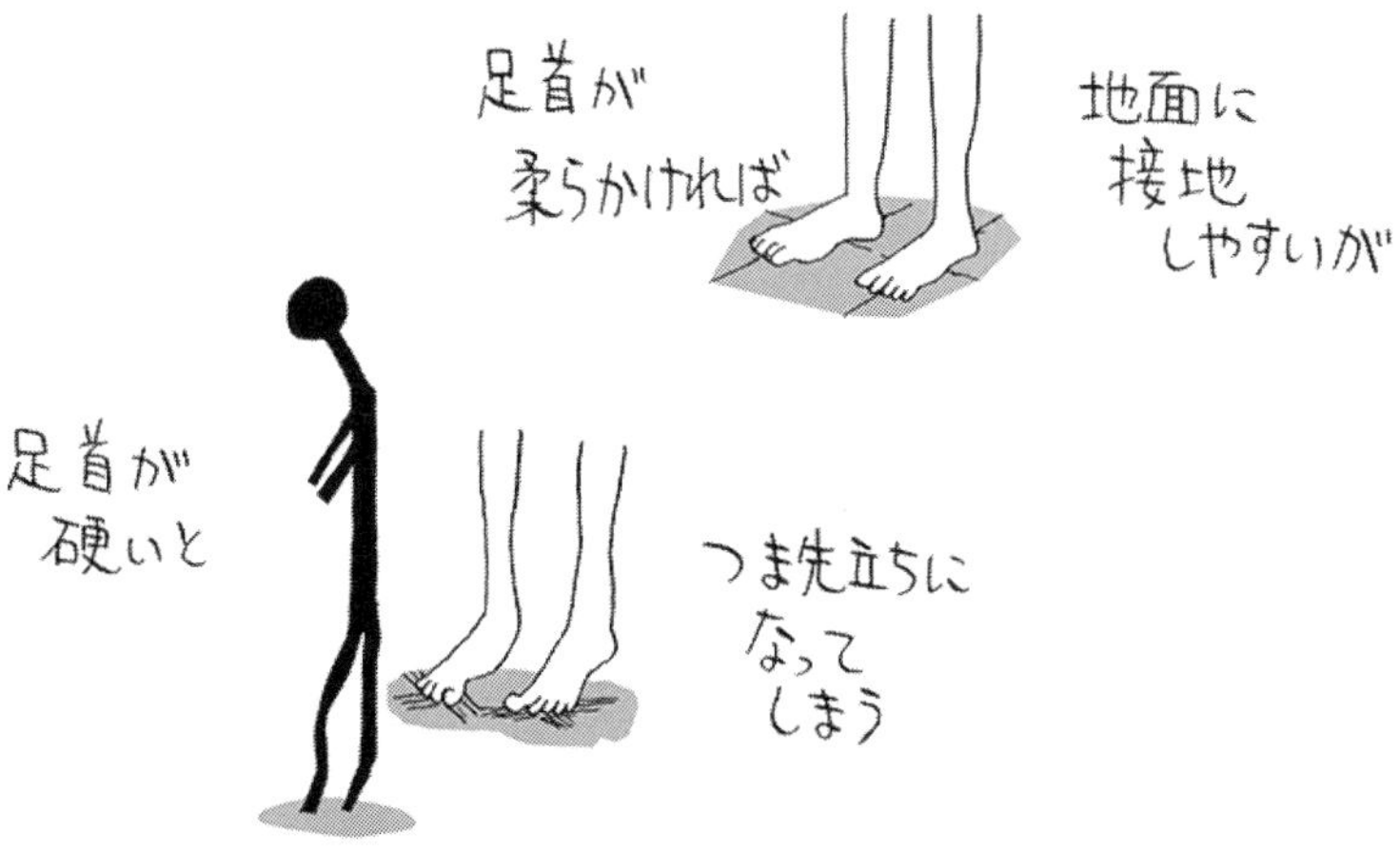
足首が
柔らかければ
地面に
接地
しやすいが
足首が
硬いと
つま先立ちに
なって
しまう

ますよ。たとえば蹲踞《そんきょ》。これ、発達に凸凹のある子はできにくいようです。蹲踞は「足首を決める」姿勢です。足首に力が入らないとできません。

関節をきちっと定めないと蹲踞はできませんね。

そして蹲踞の姿勢からかかとを地に着ける、いわゆる和式トイレを使うときの座り方。これもきつい子が多いです。これは足首を緩めることができないとできません。大事なのは柔軟性というより、調整能力なんです。

なるほど。柔軟性だけなら柔らかい人はいっぱいいますものね。でもそういう子も疲れやすかったりする様子が見られます。力の出し入れができることが大事なんですね。

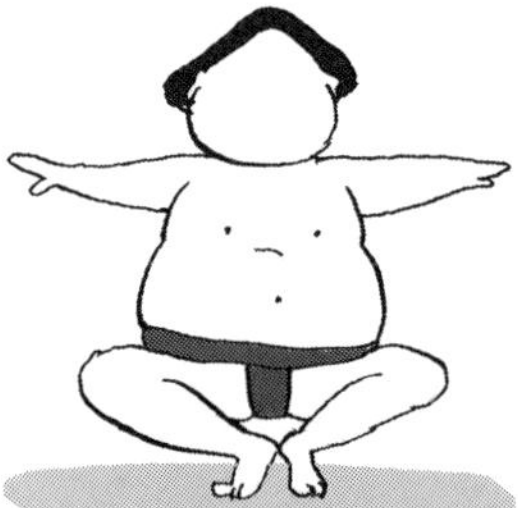
蹲踞《そんきょ》は
「足首を決める姿勢」
関節をきちんと決めないと
蹲踞はできない

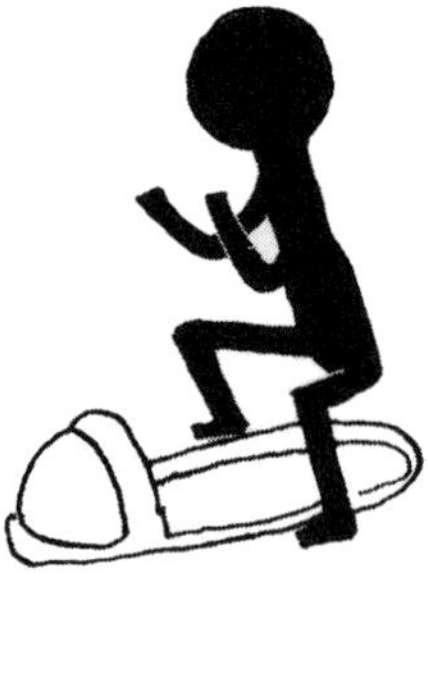
和式トイレの姿勢も
足首の可動性がわかる

ところで和式トイレですが、そういう座り方ができない人が、発達凸凹の人の中には多い、という話は知っていました。でもそれがつま先立ちと関係があるとは思いませんでした。考えてみれば簡単な話ですね。足首が硬いからかかとが地に着かなくて、そしてかかとが地に着かないからつま先立ちになるのですね。

だから大事なのは土台なんです。

なるほど。

和式トイレスタイルの座り方をしてみれば、足首の可動性がわかりますね。足首が硬いと、かかとが地面に着かないでしょう。それが「足首の使えていない」状態です。

　足首が使えていなければ、自然につま先立ちになります。そうなると立っていても不安定ですから、頭の位置を調節してやっと立つことになります。

たしかに。足下が不安定な分、頭の位置をずらすことによって調整して、それで「じへいっこ」のポーズになるんだな。

そうです。そしてそこで「ぴしっとしなさい」と言われても、一瞬しか背筋が伸びないのは無理ありません。

たしかに。

足首が使えていない
←つま先立ちになる
←首が緊張する
←首が前傾する、傾く
←姿勢が悪くなる

という順番なのですね。

 はい。そして足首が使えない子、調整できない子は飛ぶしかないですね。

 たしかに。だからぴょんぴょんするんだ。

 はい。そしてぴょんぴょんをやりきると飛ばなくなります。

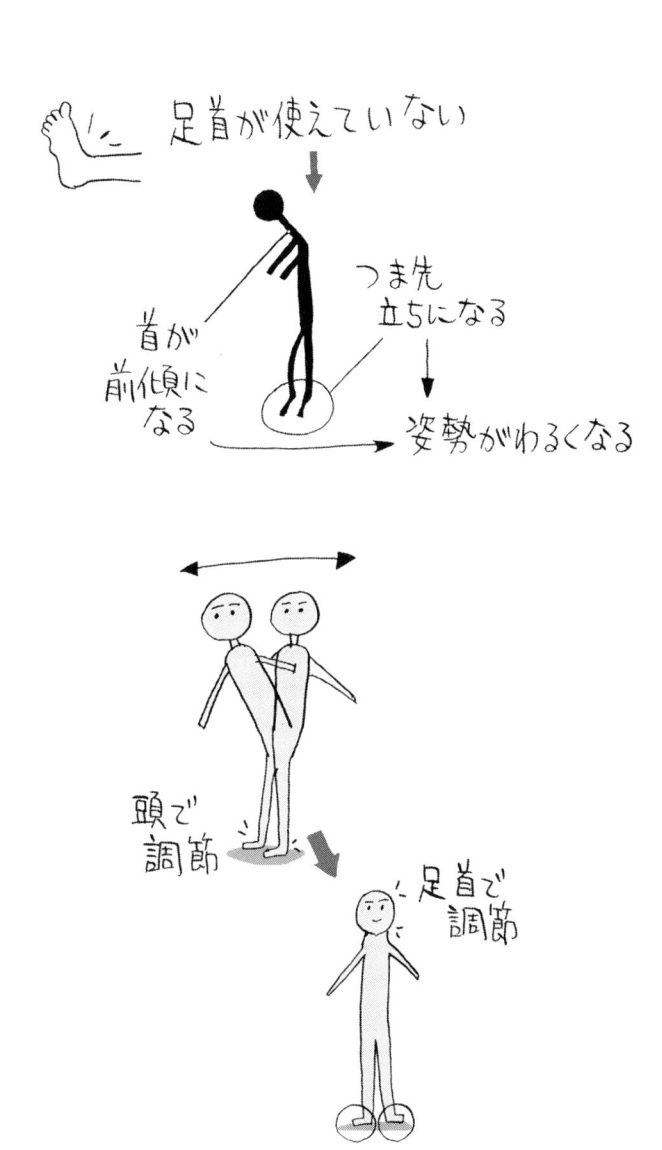

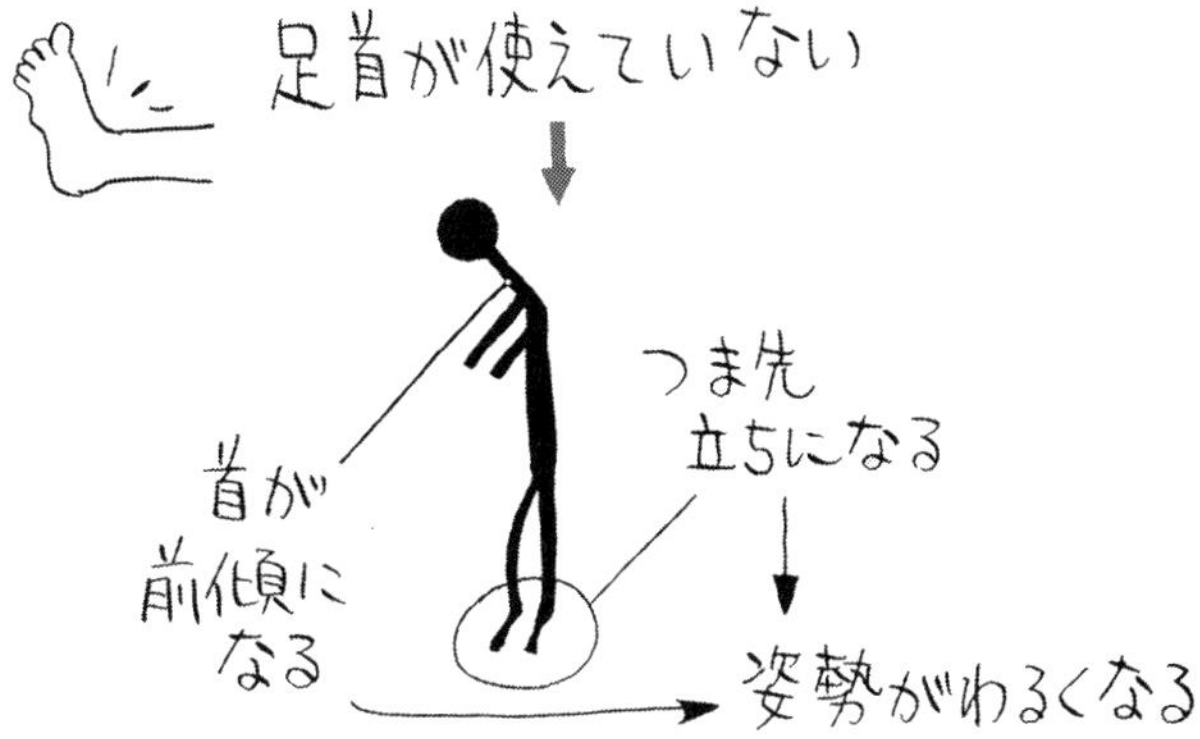
足首が使えていない
つま先
立ちになる
首が
前傾に
なる
姿勢がわるくなる

頭で
調節
足首で
調節

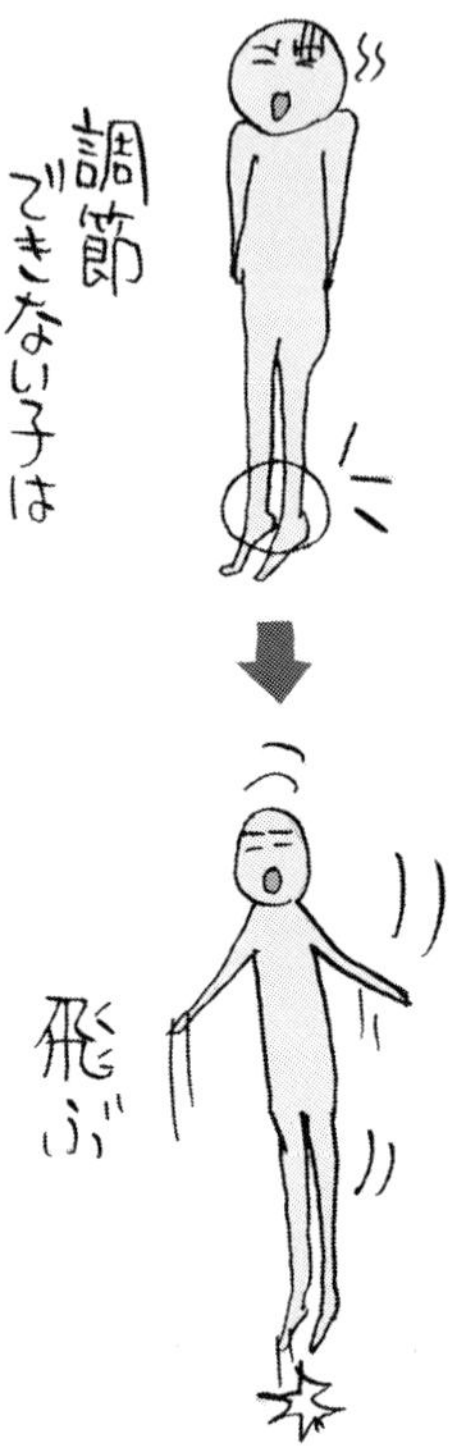


そうなのですか！

だから、自己治療だと思うんです。

足裏が着かなくて、気持ち悪いから飛んでいるのか。

そうかもしれませんね。そしてふだんは首が前に突き出ている。そして僕が学んできた東洋的な身体の見方によると、こうやって首が前傾し頭が突き出ていると、脳みそが過活動してくたびれると言われているんです。

それって自閉っ子そのものじゃないですか。

そうですね。だからおそらく自閉症の人は、ずっと頭が働いている状態なんだと思うんです。

**足首硬い**

**←かかとが地面に着かない**

**←つま先立ちになる**

**←多動・頭ぐるぐるといった「障害特性」**

なんだ、身体から障害特性が説明できるんじゃないですか。じゃあここに働きかけたら「自閉症が治る」まではいかないかもしれないけど、

・睡眠障害
・頭ぐるぐる
・多動

みたいな「障害特性」には緩和が見られるかもしれないんですね。

そうなんです。それが指導した人たちに起きていることなんです。結構すぐに効果が出てくることもあるんですよ。

そうでしょうね。だって今まで誰もこういう視点に気づかなかったからやってこなかった。やってこなかったことやるんだから効果は目覚ましくてもおかしくありません。

## 自閉症の人はずっと頭が働いている状態が続いている

確認しておきますと、「ずっと頭が働いている状態」と「知的障害がある」って両立しますよね。つまり、知的障害がある方の中にも、知的障害がない定型発達者よりもずっと頭が働いている状態である人はいるわ

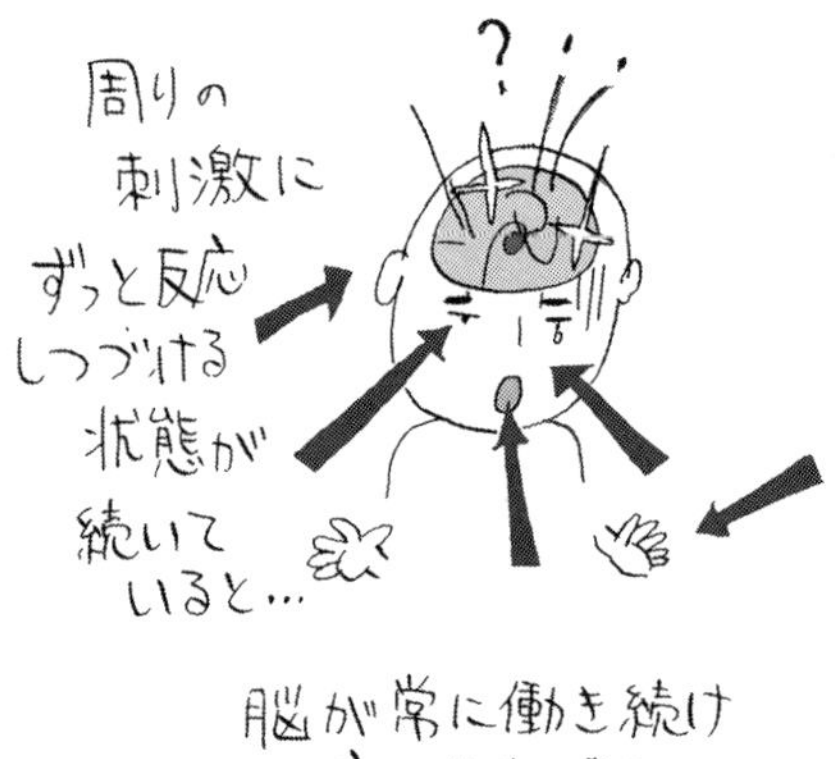
周りの
刺激に
ずっと反応
しつづける
状態が
続いて
いると…
脳が常に働き続け
疲れやすくなる

けですよね？

はい。頭が働いているというのは、お勉強しているということではありません、ずっと周りの刺激に気をつけて反応している状態が続いているということです。あ、あそこであんなことがあった、みたいに常に見張っている状態だということです。

だから疲れやすいんですね。

そうです。

そしてもう一つ、頭が前傾していると、どうしても多動になる人もいます。前傾していると、動きたくなりますよね。

本当だ。立っているのが不安定だし、動いている方がラクかもしれませんね。

多動とか脳みそぐるぐるとか、それが姿勢

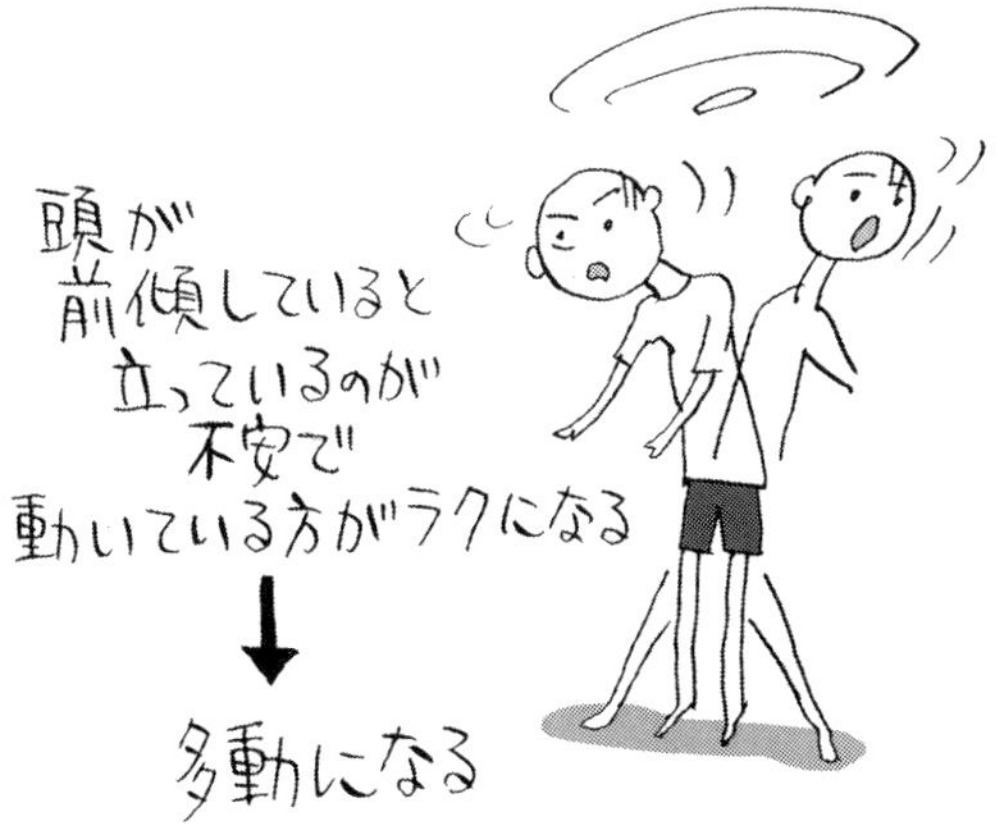
頭が
前傾していると
立っているのが
不安で
動いている方がラクになる
多動になる

と相互作用がありそうなことは、東洋というか日本で発見された人体に関する知見からは自然に出てくる結論なのですね。ただそれが自閉症と結びついていなかった。もったいなかったですね。

## 土台がしっかりしていない身体は疲れやすい

今ふと、改めて「じへいっこ」のポーズを見て思ったんですけど、土台である足首の下がしっかりしていないと、結果として変なところに力が入ってしまいやすい身体になってしまうかもしれませんね。

そうなんです。たとえば、つま先立ちなのに靴のかかとが極端にすり減るのが早い子は多いんですよ。

運動靴を買ってあげてもダメになるのが早い、という自閉っ子の話は聞いたことがあります。経済的にも大変だとか。でも経済面だけじゃないですね。

　そういえばニキ・リンコさんはスリッパから落ちるって言ってたな。スリッパは彼女にとって履き物ではなく乗り物なんだそうです。それを聞いてゲラゲラ笑っていたんですが、

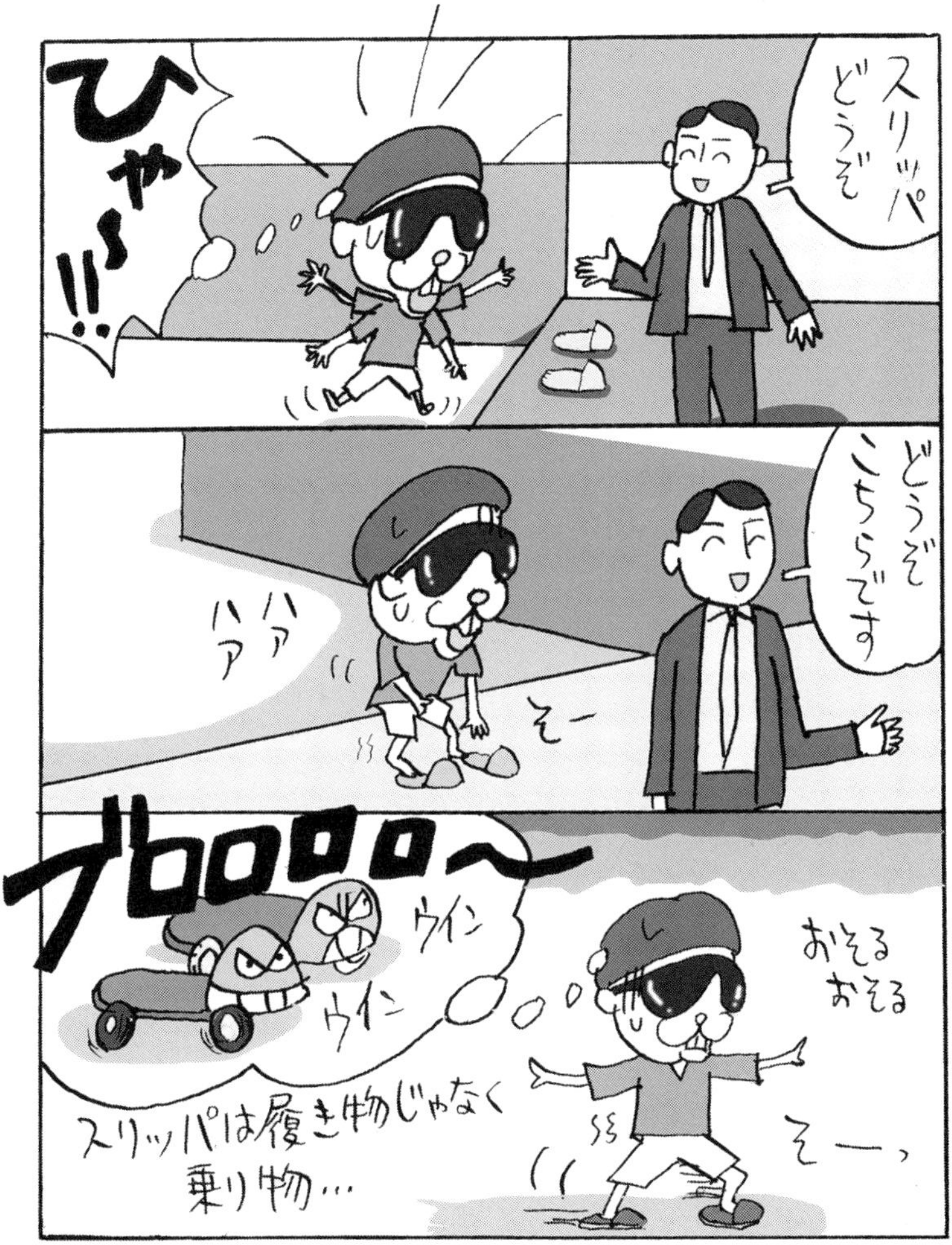
スリッパどうぞ
ひゃ～!!
どうぞこちらです
ハァハァ
そー
ブロロロロ～
ウイン
ウイン
おそるおそる
スリッパは履き物じゃなく乗り物…
そーっ

土台がふらふらしていてくるくる回っているとすれば、スリッパから落ちるのは不思議じゃないかもですね。

はい。土台がしっかりしていないから本来入るべきじゃないところに力が入る。その結果、疲れやすい身体になっていると思います。

**土台がしっかりしていない**

↓

**本来入るべきところに力が入らない**

↓

**リラックスしているべきところに**
**力が入りっぱなし**

↓

**疲れやすい**

この首の前傾にしても、首が本来やるべき仕事を肩がやっているんですね。これが本当の「肩代わり」ですね。

実は日本語の表現には、身体に関する真実を表しているものが多いんですよ。腹を立てるとか腹が据わるとか肩肘張るとか地に足を着けるとか。本当にその通りなんです。

そしてやはり大事なのは「地に足を着ける」ことなんです。

そして「地に足を着ける」ことの鍵が、どうやら足首にあるのですね。

足首だけではないですけどね。「地に足を着ける」とはどういうことか、じっくり学んでいきましょう。

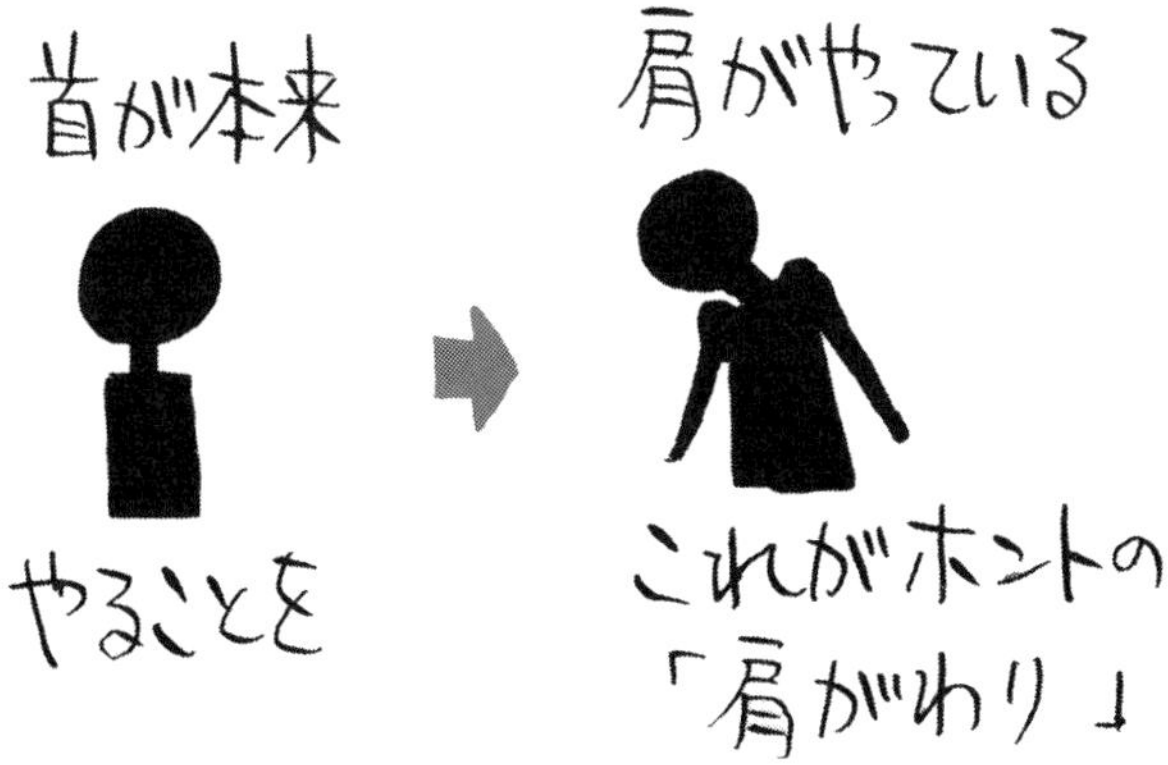
首が本来
やることを
肩がやっている
これがホントの
「肩がわり」

## 「地に足を着ける」のが健康の基本

「地に足を着ける」って文字通り、生きる基本なんですね。そして健康のコツなんですね。

快食・快眠・快便のコツです。「整った身体」を作るコツです。「地に足を着けた身体」になって、いい循環が始まれば、情緒にもいい影響があるはずだし、お勉強や仕事など、その人なりの課題に落ち着いて取り組みやすくなるはずです。

**地に足を着けられるようになる**

**←**

**土台がしっかりする**

**←**

**力が入るべきところに入り、**
**抜けるべきところから抜ける身体ができる**

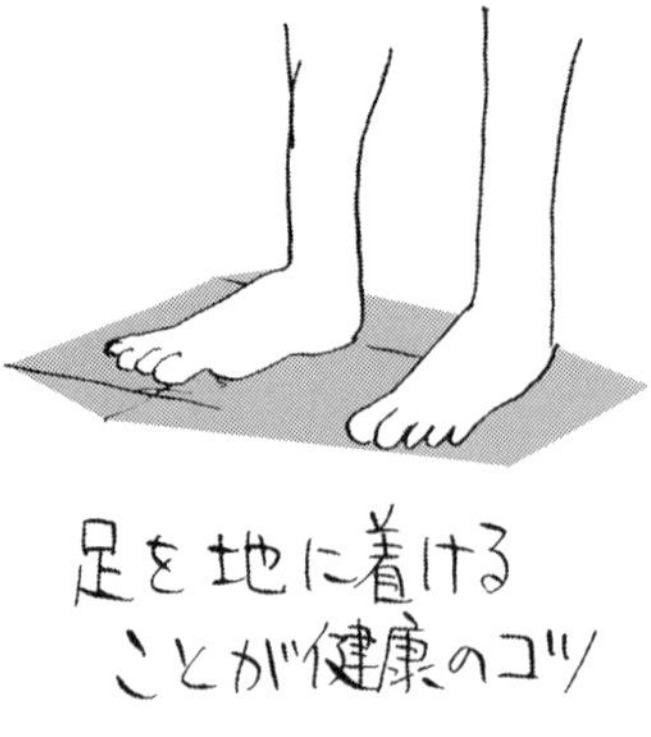

## ←　情緒の安定・意欲の増進

ということですね。では、どのようにすれば土台がしっかり作れるのでしょうか。

その前にやっておきたいことがあります。

はて、土台作りの前にやっておきたいこと、それはなんですか？

子どもを育てている大人（親御さん・支援者）の身体をラクにすることです。よく、身体アプローチの有効性はわかるんだけど、親が何か働きかけをしても子どもが逃げてしまう、うまくいかないという話を聞きます。

そうですね。よく聞きますね。

そのような場合には、親御さんの身体がラクでないことが多いんです。だから親子揃ってラクになってほしいと思います。そのための簡単なワークをご紹介します。

# 9　土台作りの前にやっておきたいこと

**まず、親（支援者）の身体をラクにすることが大事。**
**そのためのワークをしてみよう。**

＊以下のページは、読み上げて録音しておいて毎日使っても便利かもしれません。

まず、畳や床（地面）に仰向けに寝てください。

床もしくは畳と身体の間に
隙間ができているかもしれません。
そこがあなたの緊張しているところです。

身体で確かめてみましょう。
左右のかかとは地面についていますか？
手では確かめないこと。
かかとの感覚を大事にしてください。

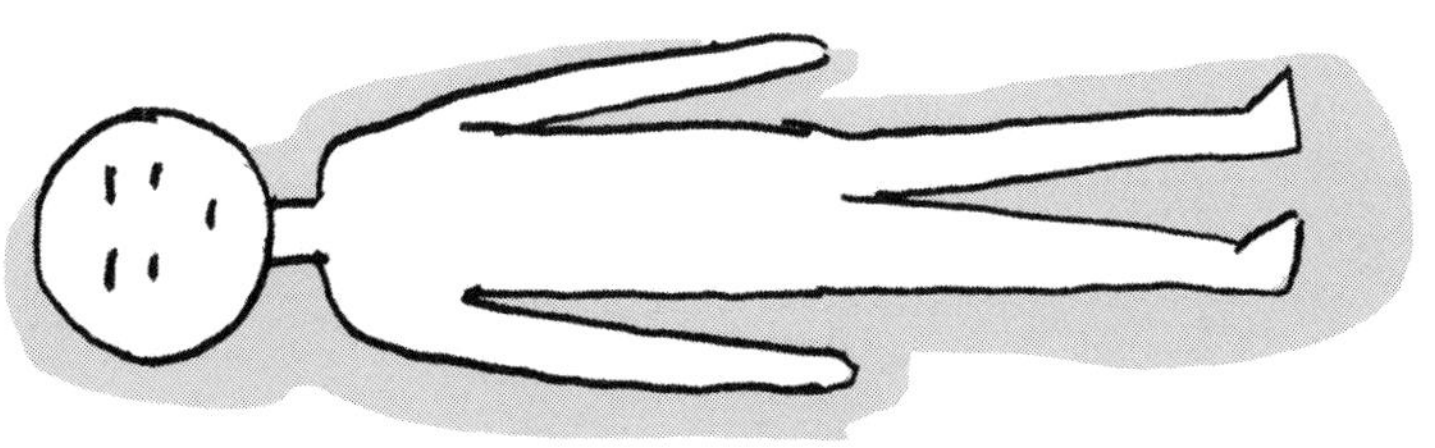

では、次はふくらはぎです。
床についていますか？
「わからない」ならわからないでいいですよ。

右と左、両方感じてください。
どちらかのふくらはぎが
より多く地面と接触しているかもしれません。

いい、悪いはありません。
ただ感じてください。

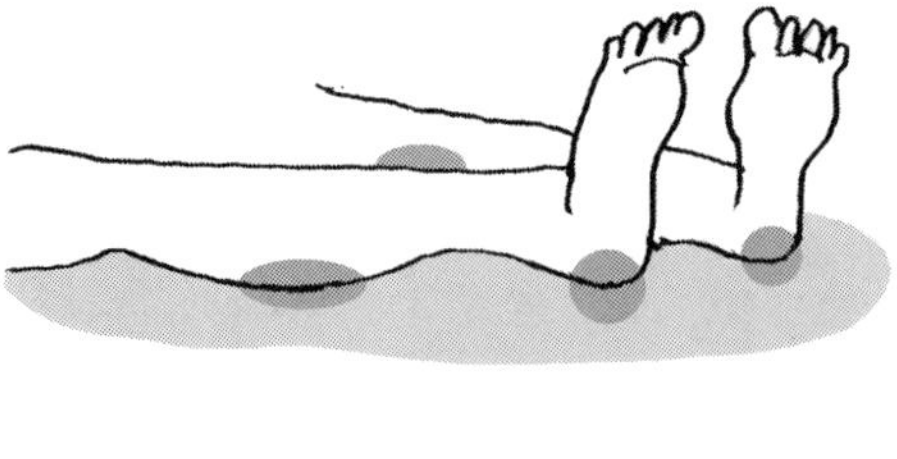

それでは次は、両膝の裏。
床とどういう関係ですか？
感じてください。

次は太ももの裏。
床についていますか？
左右とも感じてください。

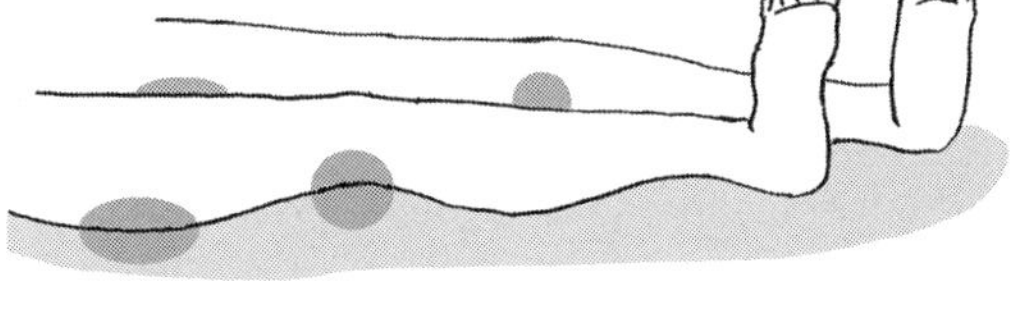

次はお尻です。
右のお尻と左のお尻。
地面についているのを感じてください。

次は腰です。
地面とどういう関係ですか？
感じてください。
わからなければわからないでいいですよ。

次は背中です。
右、左、真ん中あたり。
感じてください。

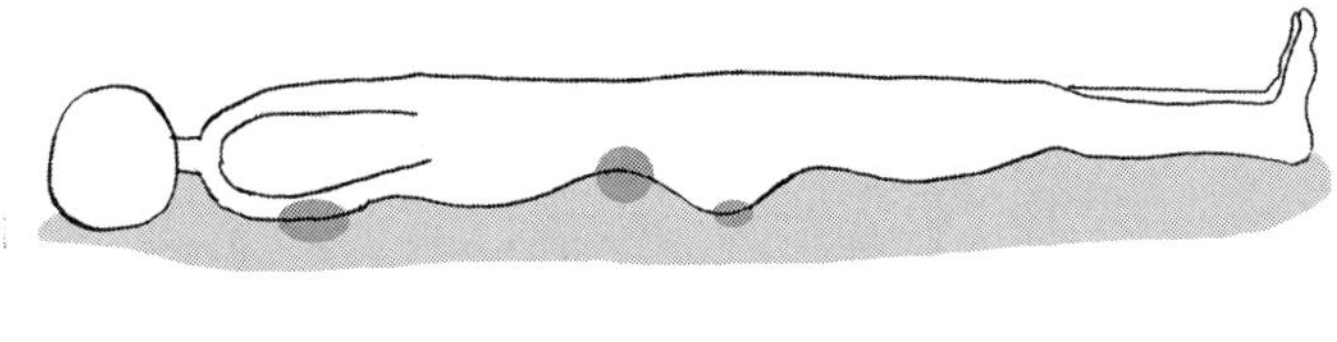

そして肩胛骨。
右、左、どう地面と接触していますか？
感じてください。

首の後ろ。
どういう感じですか？

頭の後ろ。
右側と左側。
どういう感じですか？

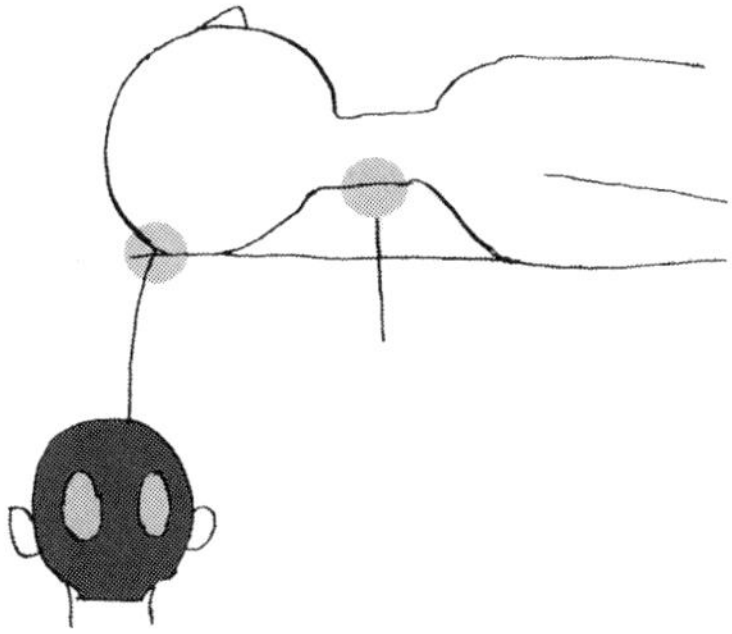

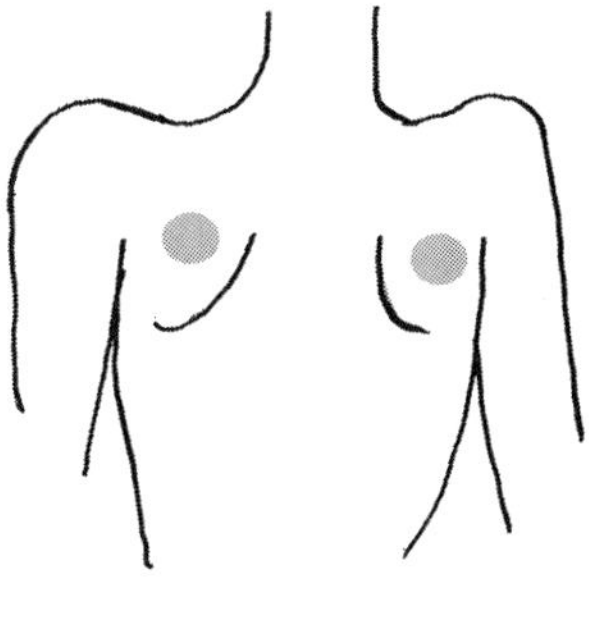

さあ、かかとから頭まで感じましたね。

それでは、息を大きく吸って
そしてゆっくりとはいてください。
自分のペースでいいですよ。

自分のペースで繰り返してください。
大きく吸う。
ゆっくりとはく。

自分が風船になったイメージで。
足の裏まで、
風船をふくらませるイメージで。

呼吸は
鼻からでも口からでもかまいません。
足の裏までふくらますつもりで
深呼吸してください。
そしてラクにして……（10秒くらいの間）

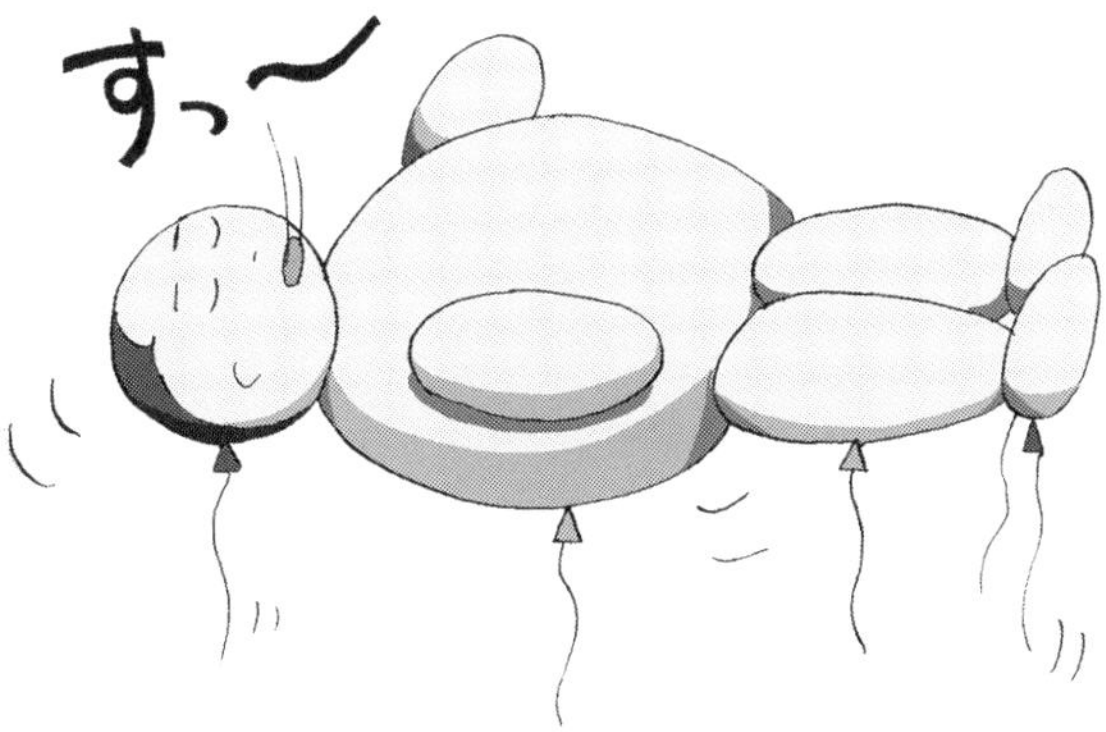

比べてみてください。
先ほどと、地面との接触した感じを。

ひざの後ろの感じを、
先ほどと比較してください。

今度は、あごをつきあげるようにそらしてください。
グッと力を入れないように
丁寧に優しく行ってみましょう。

動きが止まったところで、
元に戻してください。

首筋が伸びています。
これを繰り返してください。

伸びたら、戻す。
ゆっくりと丁寧に……。

伸びたら、戻す。

どうですか？
床との接触は増えましたか？

中には増えない人もいます。
でも床との接触が増えたり、
痛かったところが消えたりします。

ゆっくり、ゆっくり、
起き上がってください。

このワークは、眠りの質も良くします。

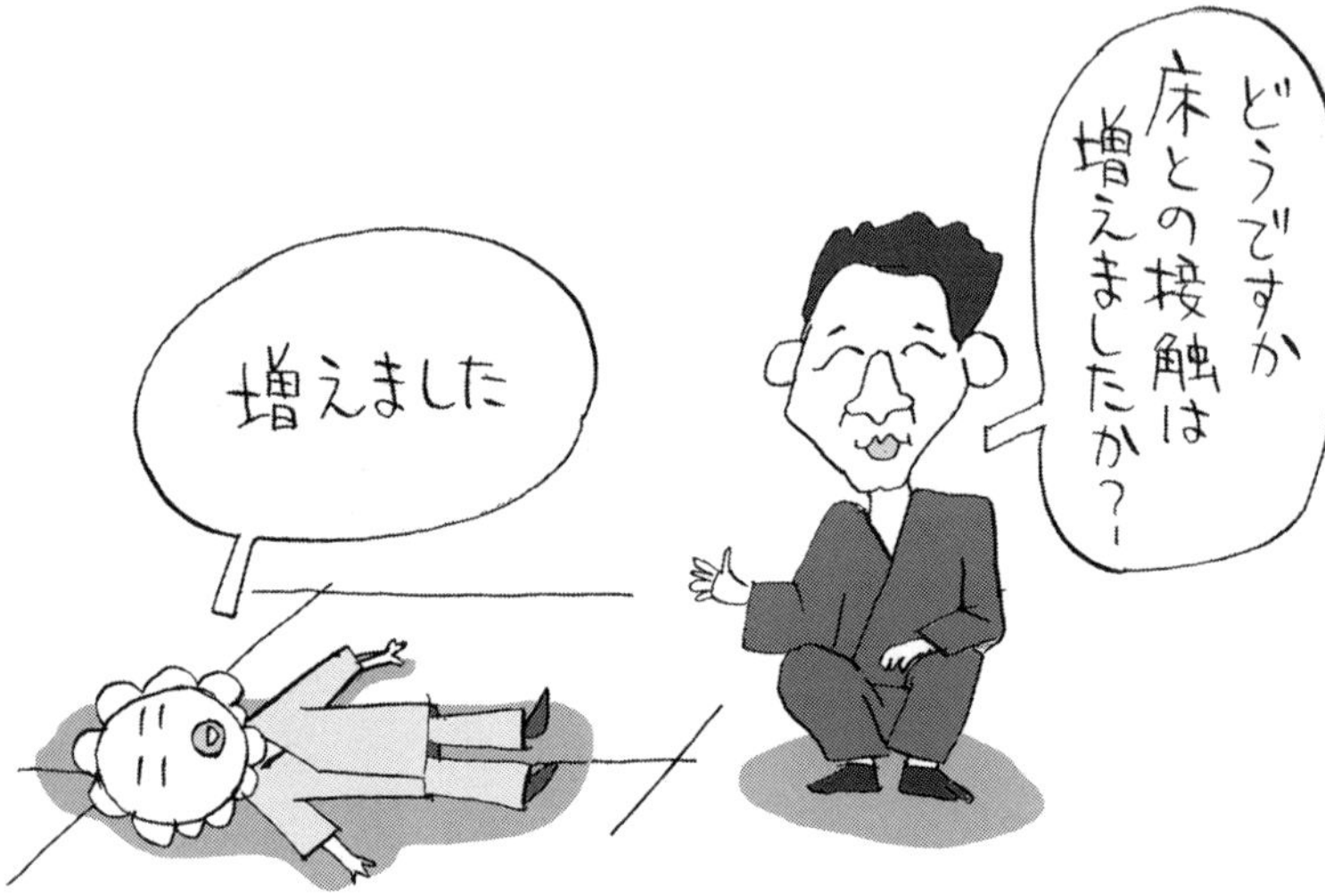
どうですか床との接触は増えましたか?
増えました

いやあ、寝落ちしそうになりました。

このワークは寝落ちする人も多いんです。これでかなりラクになりますよ。

本当ですね。こんな簡単なことで。やってみるとわかりますね。

親御さんがラクになると、家庭の雰囲気もよくなるし、お子さんへの働きかけも効果が上がります。よく指導していて、親御さんからラクにならないとなあ、と痛感します。「大丈夫？　大丈夫？」と焦る気持ちがあると、親御さんの介入もうまくいきません。「大丈夫↓」としっかりと安心して臨んでほしいんです。ですからこのワークをご紹介してみました。

## ★「伸びをする」のも力

その他、疲れたら伸びをするとか、そういうことが自然にできているときには身体が整っているんです。身体が硬くなっている（＝無駄な力が入っている）ときには、自然な伸びとかは出てきません。自閉症の人は、あまりしないでしょう？　そういう無意識に身体を調整するような動き。

そういえばそうですね！　そうか。伸びができる、とかそういうのも「力」なんだ。
身体に違和感があったとき、それを自然に治せるのが整った身体なんですね。

## 苦痛と回復の揺れ幅を小さくする

苦痛を感じる状態というのは、一般の人でもあります。でもそれを自然に、おおごとにならないうちに解消しているのが健康な人なんです。苦痛と回復の揺れ幅が小さい身体を作っていきましょう。そのための土台作りです。

## 健康な人は、苦痛をおおごとにならないうちに解消している

なるほど。この健康の定義はわかりやすいですね。

確かに発達凸凹の人は首や肩のあたりに困難を背負っています。でもそこを触るのは難しいです。そういう意味でも土台から作っていきましょう。次はいよいよ、ぼしきゅうのお話です。

はい！　よろしくお願いいたします。

## 10「ぼしきゅう」って何?

もう一度、蹲踞をしてみましょう。蹲踞を行えるにはいくつか条件があります。あげてみてください。

かかとが使えないとできないですね。

そうですね。蹲踞は、足首が締まらないと、つまり足首の関節に力が入らないとできない姿勢です。他には?

それと、足の親指の裏で体重を支えないといけないです。

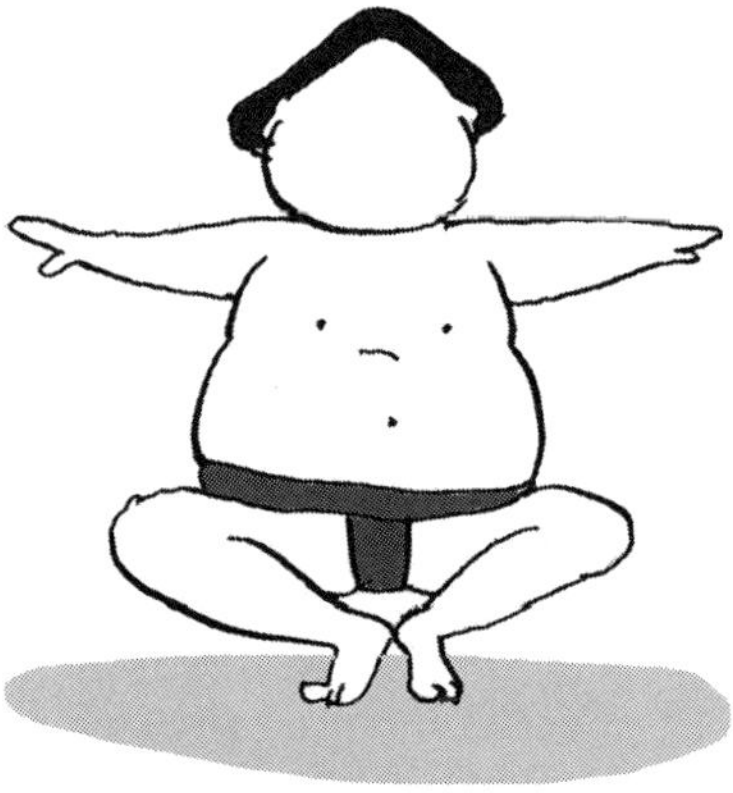

それが先ほども言った「ぼしきゅう」です。

ぼしきゅう?

親指の付け根のところです。拇指球と書きます。

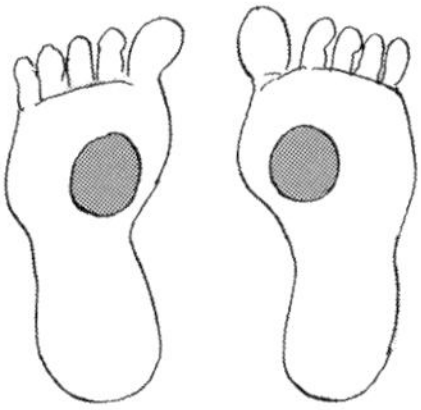

そこが未発達だと直立歩行が難しくなります。その証拠に、猿と人間はここが違うんですよ。人間は猿よりここが発達したんです。だから直立歩行できるようになったんです。

一度、拇指球に触って感触を確かめてみてください。

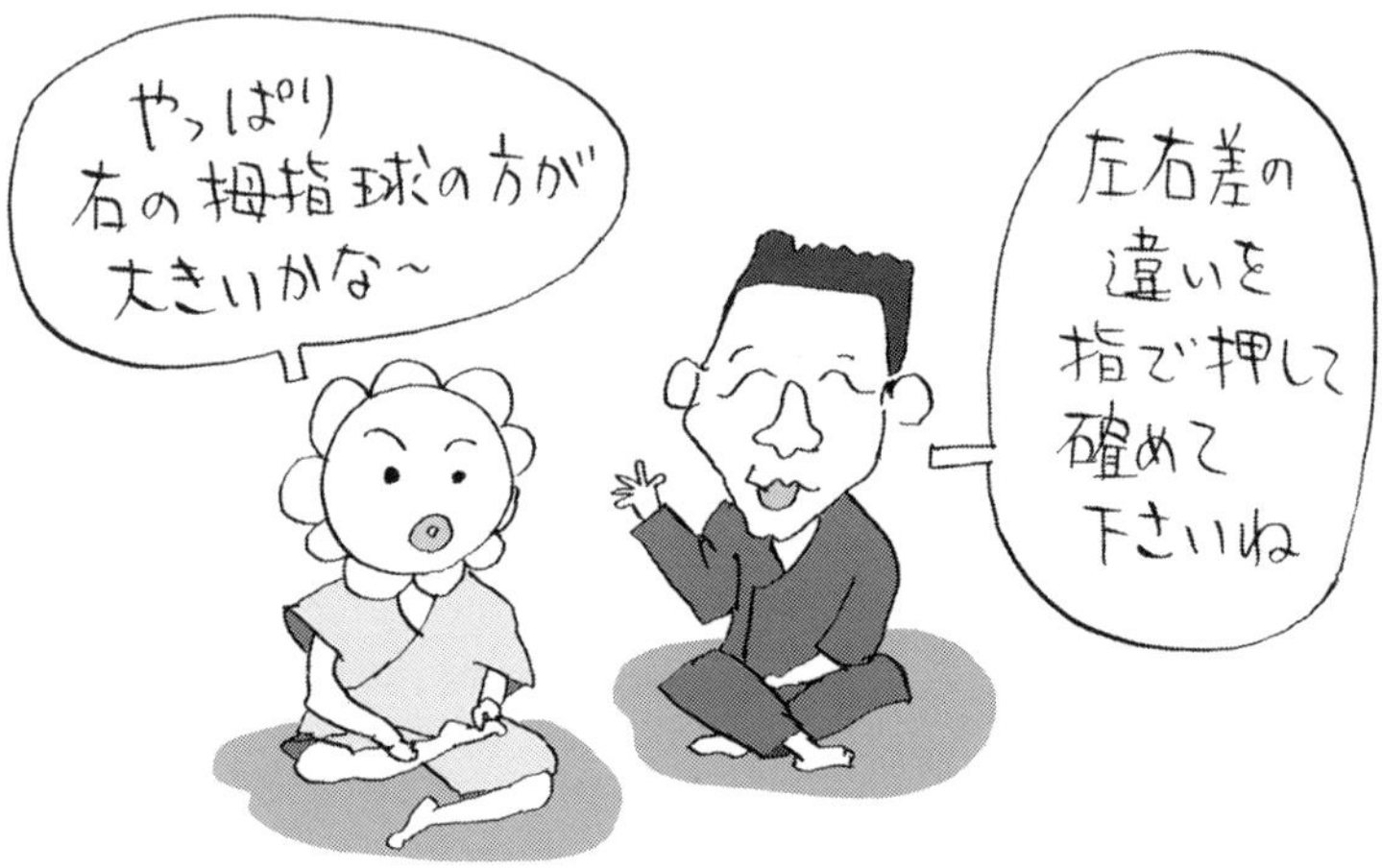
やっぱり
右の拇指球の方が
大きいかな～
左右差の
違いを
指で押して
確めて
下さいね

手で観察してみる。目ではなく、手で触れてみる。

どうです？　何かわかりましたか？

改めて触ってみると、私の場合結構左右差があると思いました。

拇指球は、「はっきりしていない方」と「はっきりしている方」がありますよね。それをつかんでおくのって結構大事なんです。浅見さんの場合はどうでしたか？

えーとですね、「はっきりしていない方」（当社比）は左です。右はずしり、と存在感があります。これまで自分の利き足について不思議だったんです。私、片足立ちとか結構安定して立てていると思うんですけど、右足で立っている時の方がずっと安定感あるんですよね。

先ほども触れましたが、片足立ちもいいアセスメントになりますよ。片足立ちができるっていうことは、仕事や勉強に集中できることにつながりますね。腰が使えないと片足では立てないし。

なるほど。

腰だけではなく、足首の状態もわかります。足首がふらふらしていると、外側に力が逃げていきます。拇指球を踏ん張ることができません。足腰がしっかりしていない子の指導って難しいんです。足腰がしっかりしていないと、人の話を聞けないんですね。

だからね、片足立ちがふらふらするタイプの子に話をじっくり聞かせるときはこんな格好をします。

ほお。

地面に接触している面が多い方が、落ち着いて人の話を聞くんです。

なるほど。ここでも大事なのは土台なんですね。

## 土踏まずの発達

さて、拇指球に話を戻しましょう。人類は、拇指球が発達したからこそ、土踏まずができたんです。土踏まずの未発達は割合よく見る現象ですが、ここが未発達だと疲れや

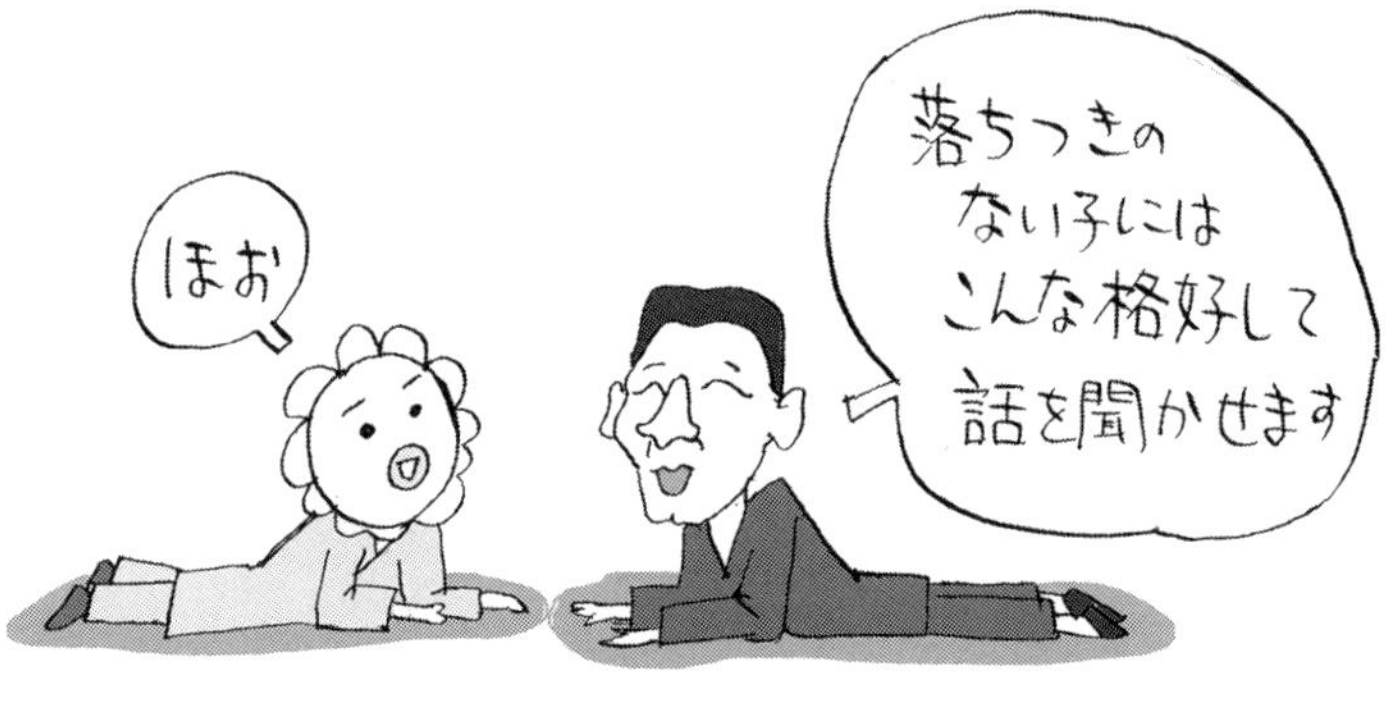
落ちつきのない子にはこんな格好して話を聞かせます
ほお

地面に接触をすると落ちついて話を聞けます

すいでしょ。

そうですね。だから土踏まずに入れるソールとかもありますけれど、ああいうものでサポートするのもいいんですかね？

できれば土踏まずは、自前で育てた方がいいですね。

そうなんですか。

拇指球、土踏まず、かかと、そして小指側。ここがきちんと発達していると、足の裏の地面への接地面が広くなり、色々な方向の重心移動が可能になります。

なるほど。

そして地面への接地面が少ないと、身体の適切ではないところに余分な力が入ってしまうんです。

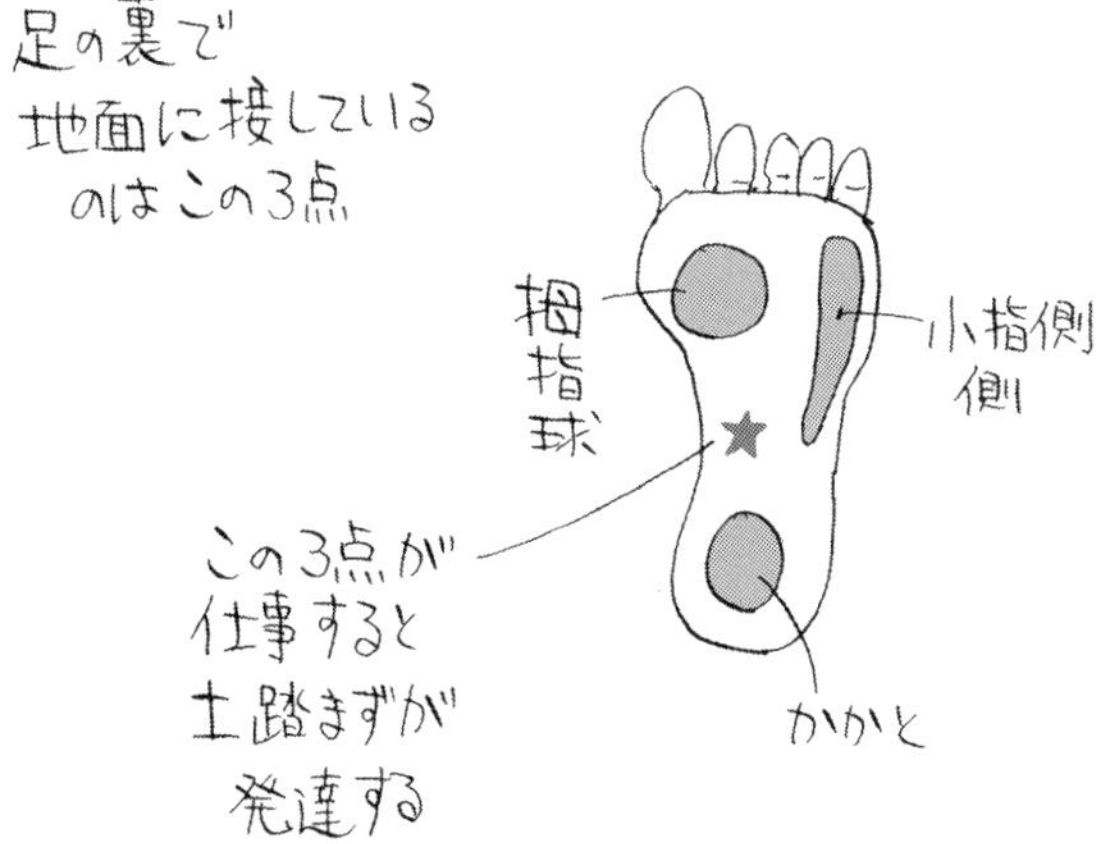

足の裏で
地面に接している
のはこの3点
拇指球
小指側
側
この3点が
仕事すると
土踏まずが
発達する
かかと

たしかに。土台がしっかりしていないと、ぐらぐらするからぐっと力を入れて立たないといけないんだ。足元がしっかりしているから、安心してリラックスできるんですね。

そうです。

**地面との接地面が多くなる**

**←**

**身体がリラックスできる**

**そして……**

**身体がリラックスしている**

**←**

**身体に力がある**

### ★「え？　ほんと？」と思ったら実験してみよう

・一人が両足を肩幅くらいにあけて立ちます。
・身体にぐっと力を入れます。
・後ろから誰かが両手をいったんつけて、そしてそっと押します。

このときの感覚を覚えておいてください。

次に

・今度は身体をリラックスさせて立ちます。リラックスさせるためには、いったん肩をいからせて、すとんと落としてもいいかもしれません。
・そこを同じように両手をつけて、後ろからそっと押します。

さて、どっちが踏ん張れたでしょうか？

## 地面との接地面をよく観察してみよう

そうだなあ、考えてみれば当たり前ですね。地面との接地面がしっかりしていたら、足元がしっかりするんだから、身体の余分な所に力を入れなくていいわけですね。そして余分な力が入っていない身体は安定している。安定したリラックスできる身体を作るコツは、土台をしっかりさせることなんだ。

### リラックスできる身体を作るコツは、土台をしっかりさせること

そうなんです。だからね、足首から下、自分の身体の地面に着いている部分を観察することってとても大事なんです。でも皆さんわざわざ改めてご自分の拇指球やなんか観察しないでしょ。

初めて見てみました。というかじっくり触ってみました。私は片足立ちは右足の方が安定しているけど、走り込んだときとかに痛みが出るのは右足なんですね。だから自分

の両足のどっちが強いか謎だったんですけど、拇指球の頑丈さがこれだけ違えば、普通にやっていたら右足に負担が多くかかっているのだなと納得できました。

浅見さんは打ち合わせしていても、疲れてくると右に捻れてきますね。良い悪いじゃないんです。その人の身体の癖があるんです。そういう風に捻れる人は、気質的にも戦闘態勢を取りやすいんですよ。

そうなのですか。えへへ。（心の声：あたってるかも）

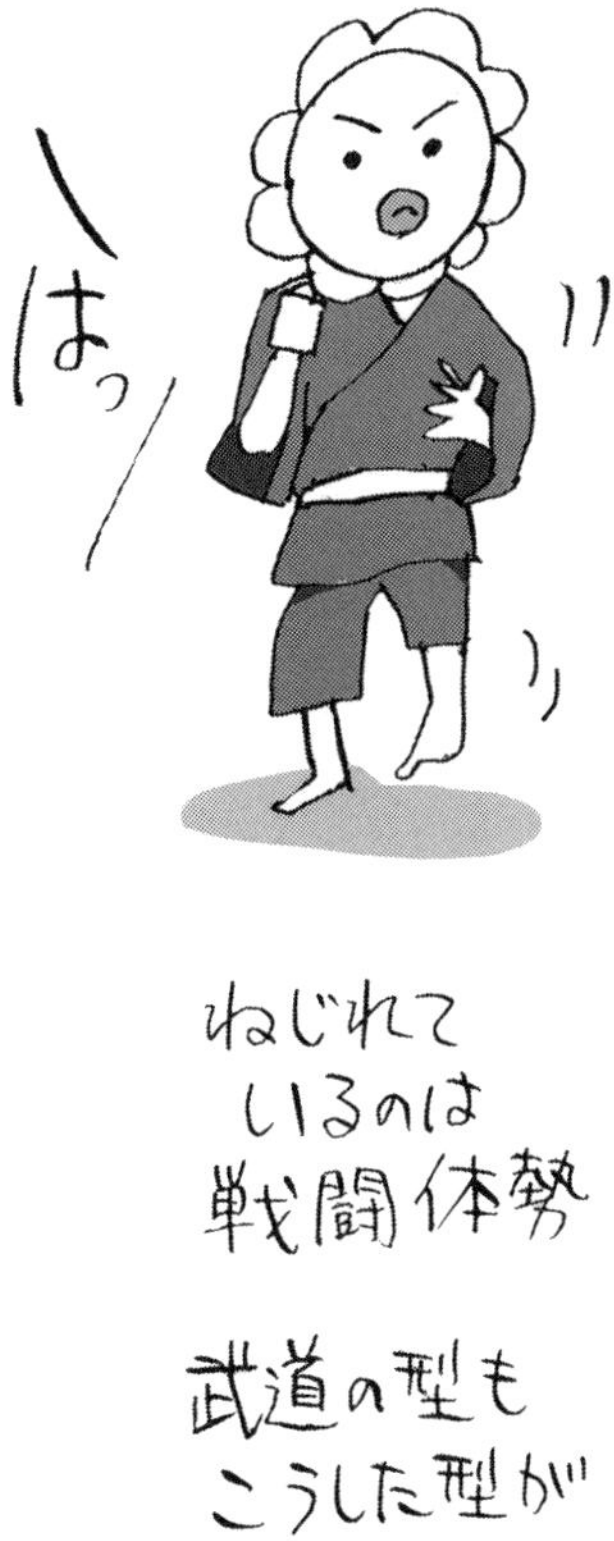
はっ
ねじれているのは戦闘体勢
武道の型もこうした型が多い

## 後日談

自分の拇指球の左右差に気がついてからは、たとえばジムとかで走る前に左の拇指球に触れてさすって、「ほうら君も仕事しろよ〜」とか呼びかけています。つまり、左の拇指球をしっかり地に着けることを意識し始めたっていうことです。これだけでずいぶん走るのがラクになって驚きました。

自分の身体を把握しておくって大事です。日々の生活の上でも大事だし、私たちのように指導に関わる人間も大事です。

本当に、「拇指球」という未知だったものの存在を意識して、それだけで歩くのがラクになったし、体調も良くなりました！

# 11 知的障害がある人でもできる「土台作り」

さて、こうやって拇指球というものの存在を了解してそれを意識するだけで、身体がラクになるのがわかりました。でもそれは知的障害がない人だから可能だっていう気もするんです。「こうやればいい」って意識できるでしょ。一方で「じへいっこ」の姿勢の人の中には、知的障害のある人もいます。その人たちにも効果がある土台作りの方法はないでしょうか？

# 知的障害のある人の「じへいっこ」脱出作戦

### ★押して立ち方チェック

もちろんありますよ。その前段階としてまず、どこに体重がかかっているか知るためにその人の立ち方をチェックしましょう。足を肩幅くらいに開いて立たせて、いったん両手で身体にそっと触れてから、押してみましょう。

前に体重がかかっている人は、前に倒れやすいし、後ろに体重がかかっている人は、後ろに倒れやすいです。同じように「不安定」でもその人なりの癖があります。それを把握しておきましょう。

その他次のようなことも目安になります。

① 肩幅くらい足を開いた時の足先の向き

② どちらの足に体重が掛っているか？（左右差）

③膝の状態（つっぱっているか？　曲がっているか？）

④肩の方向（上下・前後）

⑤首の傾き

お子さんの真似をして立ってみるとわかりやすいかもしれませんね。たとえば右の膝がつっぱっていたら自分もつっぱらせてみるとか。そうしたらどういう風に姿勢を保っているか、どこが力んでいるか、支援する人が自分の身体で確かめられます。

はい。そうやって体重の偏りがわかったら、これをやってみましょう。

## 金魚体操

親御さんが働きかけることで、一番手軽なのはこれです。
ただし、親御さんの身体がラクでないとお子さんは逃げるかもしれません。まず先ほどのワークでラクになりましょう。ご夫婦でお互いに金魚体操をしてもいいかもしれませんね。

# 金魚体操

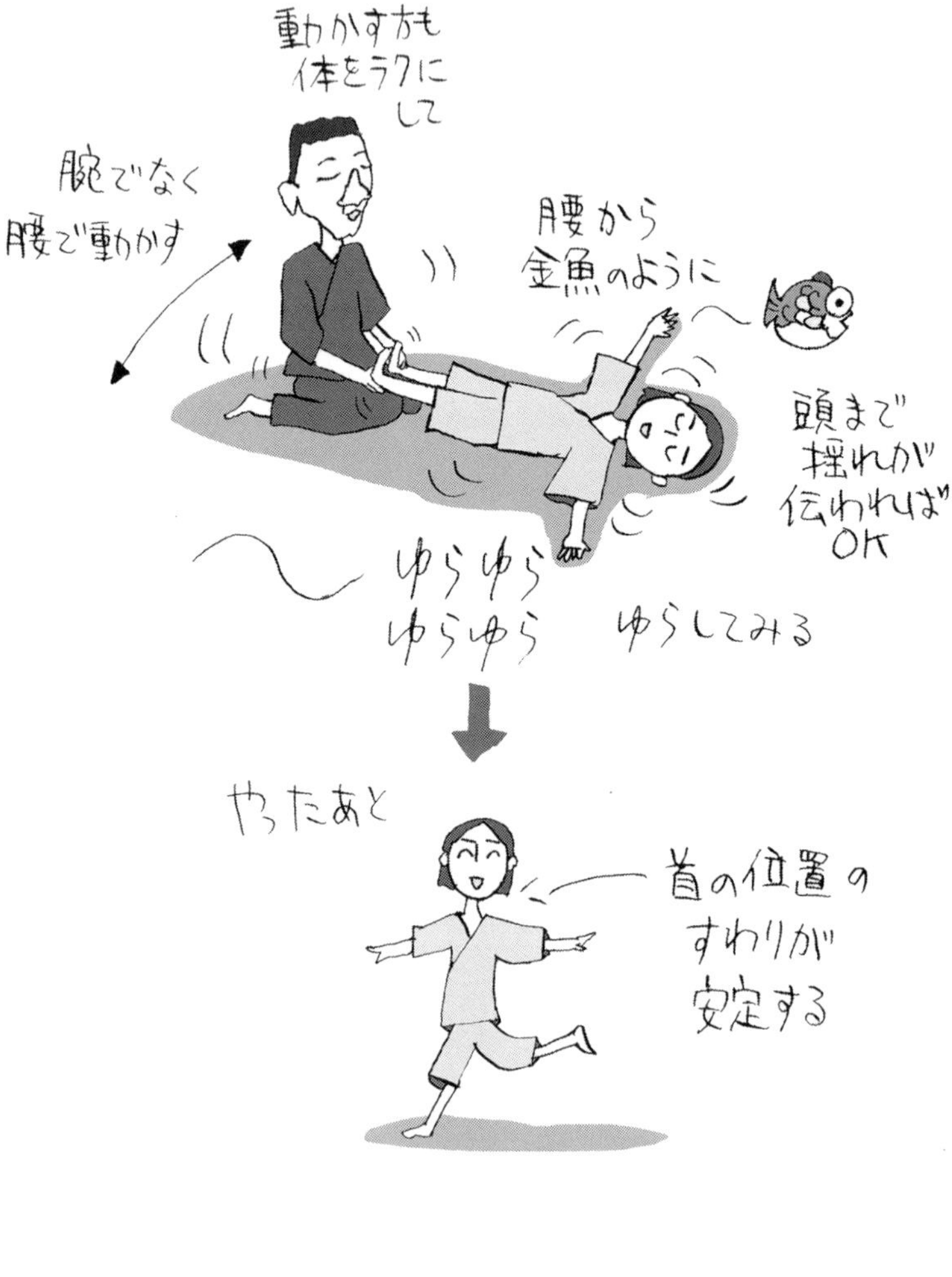

動かす方も
体をラクに
して
腕でなく
腰で動かす
腰から
金魚のように
頭まで
揺れが
伝われば
OK
ゆらゆら
ゆらゆら
ゆらしてみる
やったあと
首の位置の
すわりが
安定する

両足を両膝にのせて揺らしてもらうんですね。たしかに気持ちいいな。これはどういう風な効果があるんでしょう。気持ちいいのはわかりますが。

まず、身体が緩みます。水平になることで最低限の力しか使わないでしょう。なおかつ揺らすことで余分な力みをなくします。身体の力みを取りますね。力みがあると土台は作りにくいんです。

そりゃそうですね。土台を作るって、地面に着いている足でどっしり立つことですから、本来そこがやる仕事を他の部分の力みで（たとえば肩を強ばらせるなどして）補っていては土台はできませんね。

そうです。そして、気持ちいい感覚を味わうことそれ自体が大事です。リラックスの感覚を体験するのが大事です。心地よい感覚があると、人間って丈夫になるんですよ。

心地よい感覚があると丈夫になる。たしかに。言われてみればその通りですね。

## 心地よい感覚を味わうと、人間は丈夫になる

## ワークを行う時間の目安

ところでこういうワークは、どれくらいの時間行えばいいのですか?

それも主観的な目安を使ってください。おなかを見ていて、呼吸が深くなったり、胸のあたりで呼吸をしていたのがおなかで呼吸するようになったら終わりです。長い短いにはこだわらない方がいいですね。

なるほど。

大事なのはお子さんの中に「気持ちいい・心地よい」という感覚を育てる機会を作ることです。「気持ちいい・心地よい」感覚が育つことで、その子自身の健康を育む羅針盤になってくると思います。だからくすぐったがったりはしゃいだり失笑していたら、次の機会まで待った方がいいですね。お花と一緒で、水をやる時期を間違えたりやり過ぎたり少なすぎたりしても、健康な感覚は育ちません。

## 心地よい感覚＝健康を育む羅針盤

ということは適切な時間は、その子の状態によっても変わるわけですね。同じ子でも。

そうです。だから呼吸が深くなるか、おなかで呼吸をするようになったら終了してください。

## 適切な持続時間＝呼吸が深くなるまで

そして終わった前後で、さっきの立ち方チェックをしてもいいし、歩く姿を比べてもいいです。ご自分で試したのなら、足がラクになるのも実感できるかもしれません。より安定した、ラクに動ける身体になっているはずです。

### ★子どもが成人になってもやってあげることができる

そしてこれは、大人になったお子さんにやってあげてもいいんですね。でも大人って重くないですか？

正しいやり方をしていれば、重くないんです。むしろ、やってあげていることでやっている方も気持ちよくなるんですよ。相手を癒やすことは、自分の身体からも余分な力を抜くことなんです。だから僕も指導していてむしろラクになるんですよ。

**金魚体操の正しいやり方**

- 動かす方も身体をラクにする
- 腕でなく腰で動かす
- 揺らされている方の下半身だけではなく、上半身、頭まで揺れが伝わるようになったらうまくいっている

## 身体を動かさずにできる土台作りはありますか？

なるほど、これは気持ちいいですね。いいコミュニケーションにもなりますね。でも、身体を動かさずにできる土台作りってないですか？　虫が良すぎますかね？

もちろんそういう方法もありますよ。今は五本指ソックスも手に入りやすくなりましたが、五本指ソックスや足袋ソックス、鼻緒のある履き物をはいていれば、それだけで拇指球に力が集まりやすくなる場合もあります。

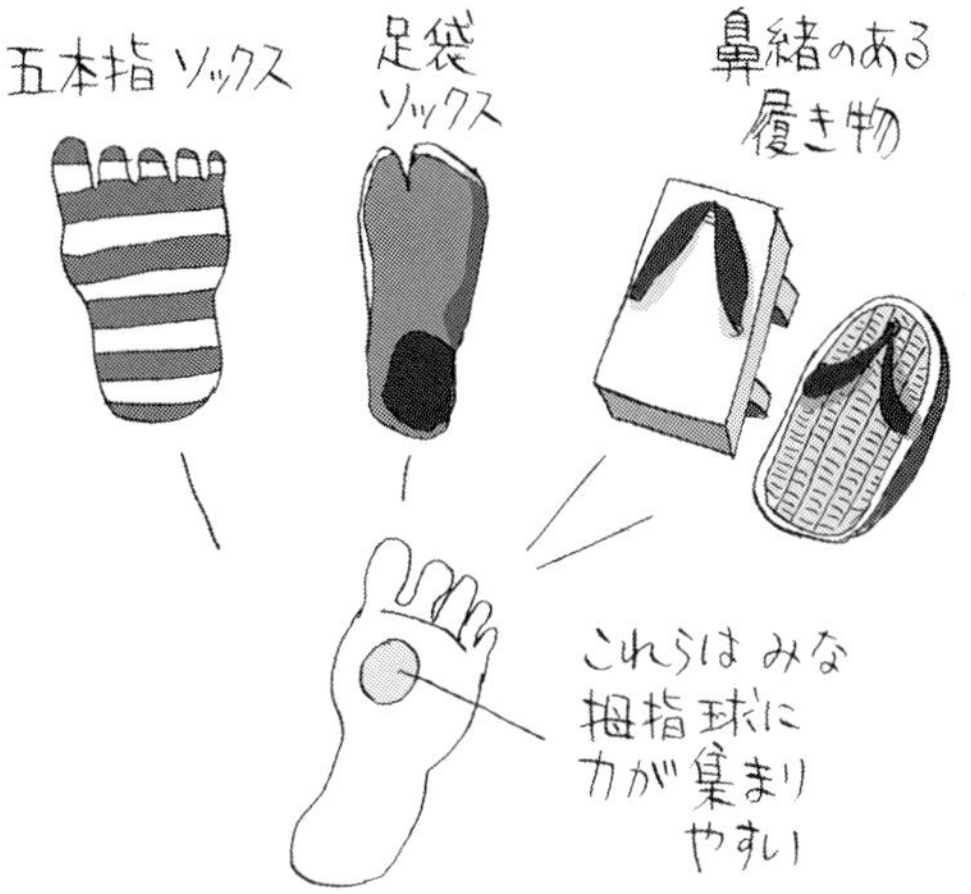
五本指 ソックス
足袋 ソックス
鼻緒のある 履き物
これらは みな 拇指球に 力が集まり やすい

拇指球に自然と力が集まりやすい
↓
土台がはっきりしてくる。

### ★触ってあげるのもいい

あとね、足首から下を触ってあげるのもいいですよ。なかなか普段、わざわざ触らないでしょ。

本当ですよね。そして触ってみるとずいぶん色々な特徴がわかるんですよね。

どうしても身体がぐにゃぐにゃしてしまう、という子の拇指球を改めて触ってみると、育っていないことが多いです。

それで「ぴしっとしなさい」って言われてもかわいそうですね。

そういう拇指球には、触れてあげてほしいです。そして触るときには、赤ちゃんに

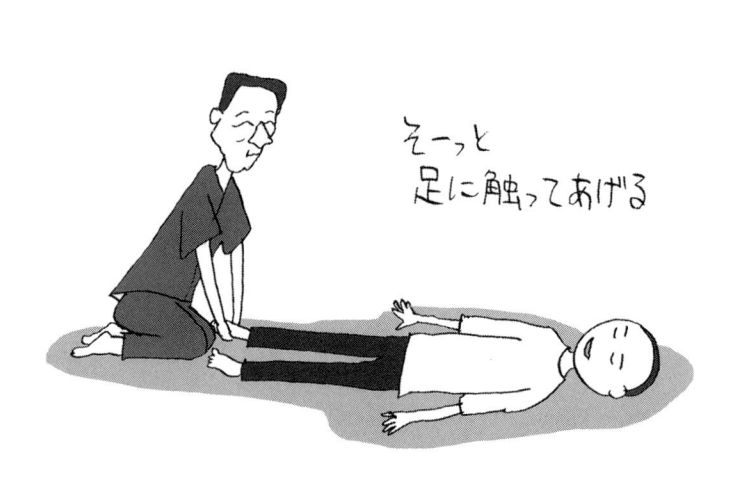

触れるように触ってあげてください。そうっとそうっと。足を下で支える側の親指側を下にして。ここに触れるだけで、今までわからなかったことがわかることがありますよ。

そして言葉を超えたコミュニケーションになりますね。

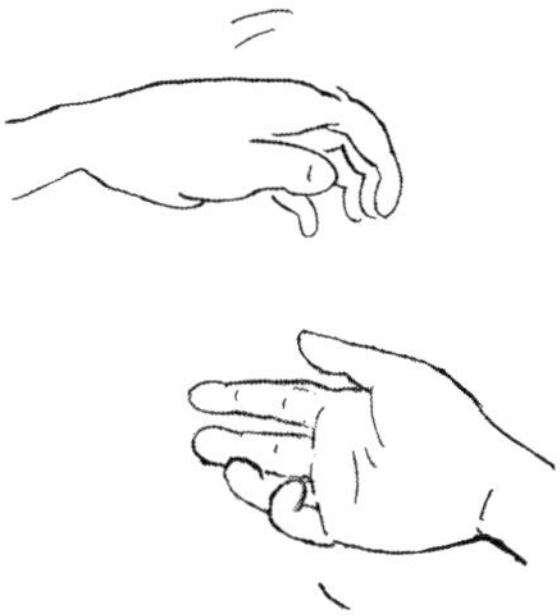

## 足の長さを揃える

あとね、普通の人でも微妙に足の長さって違うんです。とくに運動、疲労、食事などで簡単に偏りが出ます。食べ過ぎ飲み過ぎだけで、身体は偏りますし。

その偏りが固定しないように、足の長さをときどき揃えるといいですね。

なるほど。どうやるのですか？

まずこういう風に寝てみます。そしてくるぶしを観察します。

くるぶしが上にある方の足が、短くなっている足です。そうしたらそちらを上に動かしてあげます。この運動は一人でもできますよ。壁に足裏をつけて、かかとを突き出すように壁を押してポッと脱力するといいですね。

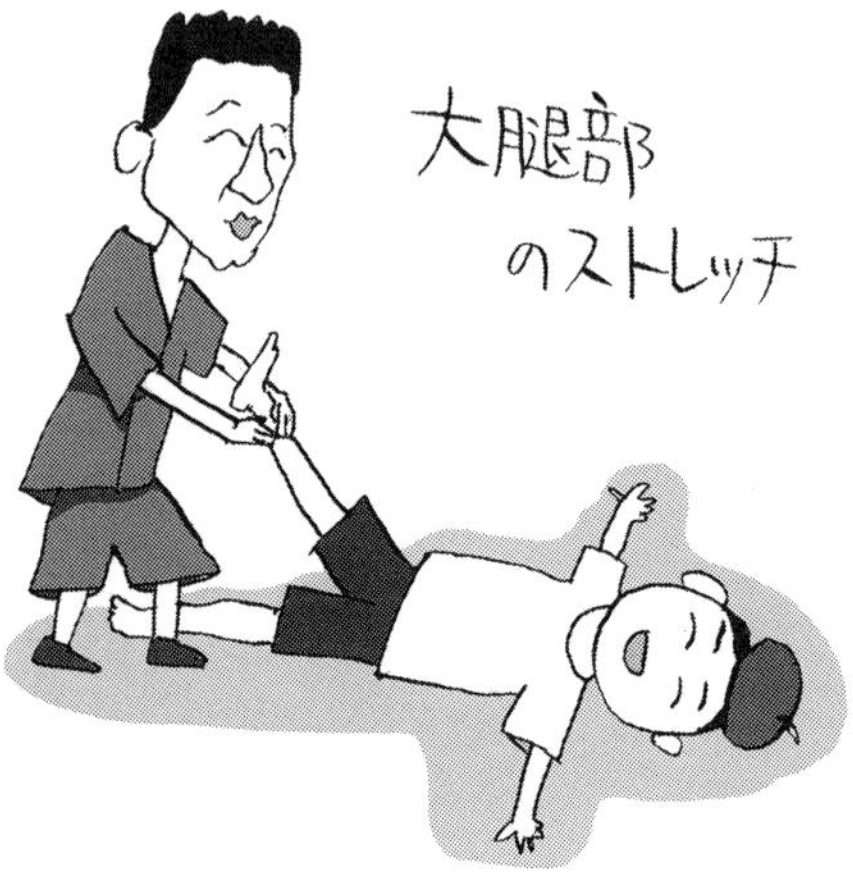

なるほど。私はどうしても右足に負担がかかるから、運動したあとかこういう運動をしているんです。

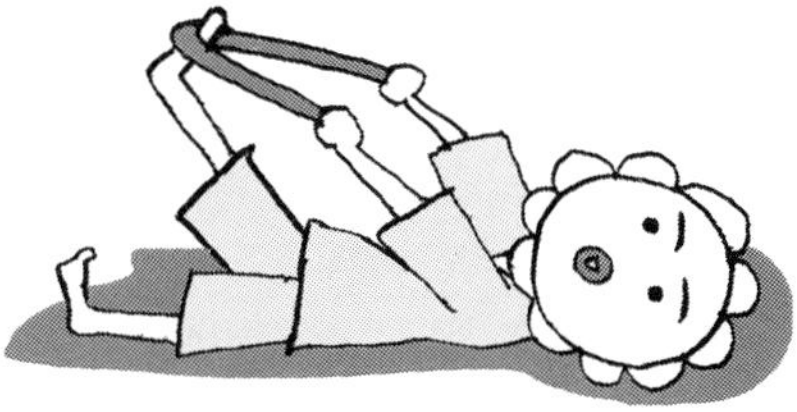

ああ、いいですね。それだけでもずいぶん違いますよ。こうやって整備体操しておくと、疲労の回復が違います。

それが本来の「整備体操」なんですね。学校ではみんな同じ動きをするけど、便宜上。

本当は自分の身体に合った整備体操にこそ意味があるんです。

## 指が曲がっているときにできること

あとね、先ほども言ったけど自閉症の子は手も足も指が曲がっていることよくあるでしょ。これもね、身体がどこか力んでいるからです。リラックスしていないんです。だからリラックスさせてあげるといいですよ。

指が曲がらないようにするには何ができますか？

トレーニングもありますけど、単純に五本指ソックスや足袋ソックス、鼻緒のある履き物など、拇指球に力が集まりやすいものを履いたり、裸足で歩くだけで違ってきます。

なるほど。海に行くと裸足で歩きますが、気持ちいいですよね〜。

**★ 足の指を開いてあげる**

こういう風にね、足の指を一本一本引っ張って開いてあげるのも気持ちいいですよ。足の指は開くと気持ちいいんです。そして足首も使いやすくなるんですよ。引き締まったり開いたりしやすくなるんです。

なるほど。可動性が増すわけですね。

ただし、これは難しい面もあります。指を引っ張っている複数の手の指の力が、同じ方向にかかってないといけないんです。たとえば引っ張っている親指と人差し指が、逆方向に動いてしまっては気持ちよくありません。拇指球の話をしたときに包み込むように触るという話が出ましたが、正しく触ると触るだけでずいぶん違うんです。働いていない関節を触っているだけで、働きがよくなります。ただし、触る方が必死になりすぎないこと。大丈夫？　大丈夫？　ではなく大丈夫↓と安心して触ることです。それだけでずいぶん違うんですよ。

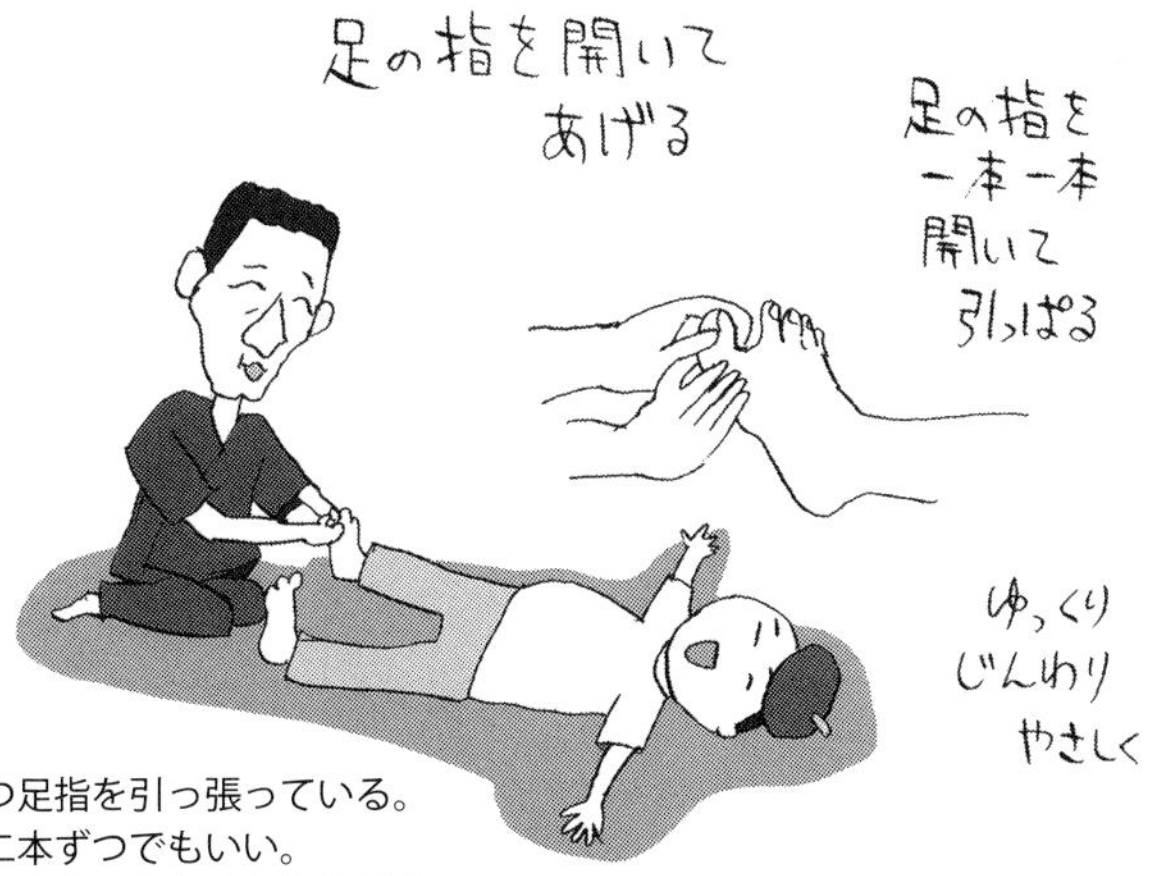

足の指を開いてあげる
足の指を一本一本開いて引っぱる
ゆっくりじんわりやさしく

一本ずつ足指を引っ張っている。
二本ずつでもいい。
引っ張っている方も深呼吸しながら。

# 12 きちんと汗をかくためにできること

あと、汗をかくのが苦手な人も、発達凸凹の人には多いですね。人によってはそれが、情緒にも影響していると思います。そもそも、季節の変動に翻弄されすぎる傾向があります。

汗をかくには、皮膚に血液を回す必要があり、足や手が曲がったりしていると血液循環がうまくいかず、汗をかけない可能性があります。

また、汗は、塩分を排泄することで、身体を弛める作用があり疲労回復にも役立ちます。汗をかけないと、余分な塩分が排泄できず血管が硬くなると言われています。秋以降は寒さに対応するため身体が硬くなりますので、血管が硬くなって血行不良になり、寒さに対応しづらくなります。

じゃあ本当に汗をかくべき時に汗をかくのは大事なことなんですね。

昔、ニキさんが、真夏になると汗をかくのはそれなりに上手にできるようになるけど、まだ十分暑くないときは熱がこもって大変なんだと言っていました。

梅雨の影響もありますね。影響の受け方としては二種類あります。

二種類？

はい。

① 呼吸が苦しい人

② 身体が重くなったり、だるくなったり、むくみやすくなる人

がいます。

なるほど。汗をきちんとかけるようになるためにできることがあったら教えてください。

## 汗をかくためのトレーニング❶

まず一つ目は、呼吸がうまくいっていない人の場合です。ちなみに一見呼吸がうまくいっているように見えても、実はうまくいっていないことはあります。指先が丸まっている場合などは、身体に余計な力みがある現れとみてもいいでしょう。そういう人はこういうトレーニングをするといいです。

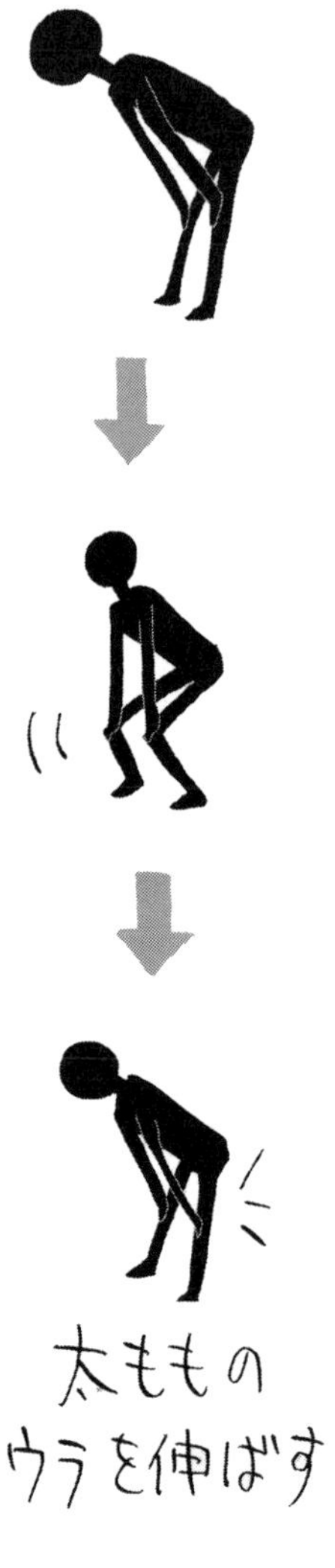


大腿部裏が縮むと胸が開きにくくなり、息がしづらくなります。大腿部裏を伸ばしてあげると、汗がかきやすくなるんです。

なるほど。これは簡単だ。

ただしこれだと、自分で「大腿部裏を伸ばす↓胸が開く↓呼吸がラクになる↓汗がかける」とか、理論をわかっていなくてはいけないので、知的障害のある方には難しいかもしれません。一方で知的障害がある方にも、汗のかきにくい人はいます。何か親御さんや支援者の方がやってあげられるトレーニングはありますか？

そういう場合には、先ほどの二人組になって一人の人が横たわり、もう一人の人が大腿部を伸ばすストレッチもいいでしょう。

とにかく大腿部の裏を伸ばすようにするといいわけですね。

そうです。そしてどちらのトレーニングも、事前に深呼吸をしてみるといいですね。そしてトレーニングのあと再度深呼吸してみて、呼吸が深くなっていたら行っていたケアは合っていたということです。

なるほど。確かに先ほどの身体をラクにするワークでは呼吸が深くなったのが自分でわかりました。呼吸って、できているようで実はできていないことが多いんですね。

はい。呼吸がしづらい姿勢が最初にあり、呼吸が実はうまくいかなくなって、汗のかきにくさ、時にはアトピーや喘息という症状を呈していることも多いと思います。

## 汗をかくためのトレーニング❷

さて、二つ目のトレーニングです。身体が重くなる人、だるくなる人、むくみやすくなる人のためのトレーニングです。こういう方は、身体が捻れて循環が滞っています。循環を良くするため、まずは座った状態でも立った状態でも寝転んだ状態でもいいので身体を捻って循環を良くするようにしてみましょう。捻りやすい方向と捻りにくい方向があるはずです。

ありますす。ありますす。私は右の方がずっと捻りやすいです。これも相当左右差があるなあ。左も頑張らなくちゃですね。

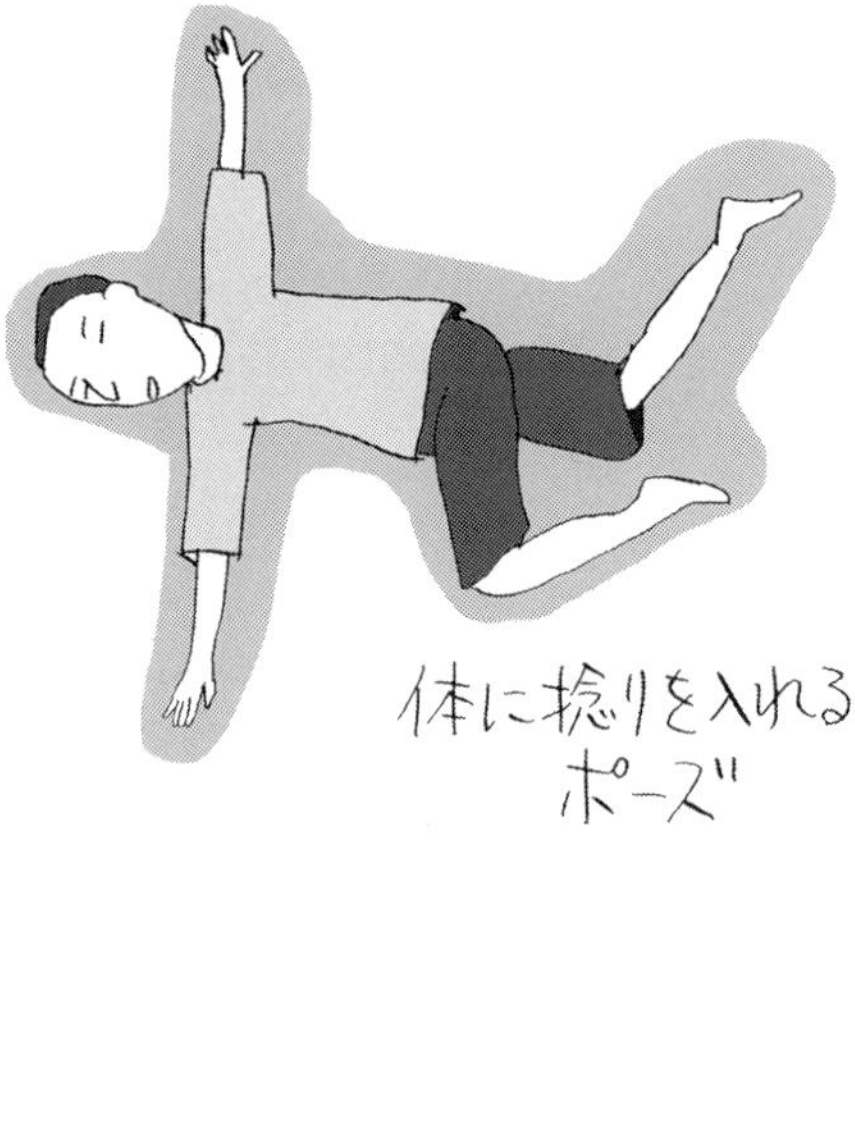

## ★捻れを解消するために

でもね、右が捻りやすい人は右に捻るトレーニングをすればいいんです。

そうなのですか？　不得意な方を頑張らなきゃいけないんじゃないんですか？

実はね、捻りやすい方を捻った方が、結果的に不得意な方も捻りやすくなるんですよ。やってみてください。

ほんとだー。

## ★汗も排泄の一種

そしてね、この捻る動きでの循環を良くさせるケアは、排泄の問題にも効果があるんですよ。捻る動きは泌尿器・腎臓の働きと関係していると言われ、捻じることでお小水の出が良くなったり、腎臓の働きがよくなったりすることもあります。

ほほう。

そしてそれが、自閉症の人によく見られる過敏性にも影響していると思います。

過敏性には悩む人多いですよね。それも排泄と関係あるのですか？

ではそれをご説明しましょう。

# 13 排泄の不全感と過敏性

過敏な子はおなかが張っていたり、おなかがよく動き過ぎていたりします。つまり、ガスが出にくいか、あるいは出過ぎているんですね。

そうなのか！　排泄の不全と過敏性は関係しているのか。でもそれって自分の身体を使って考えたら当たり前かもですね。

発達凸凹の子の中には、こうやって寝られない子もいます。

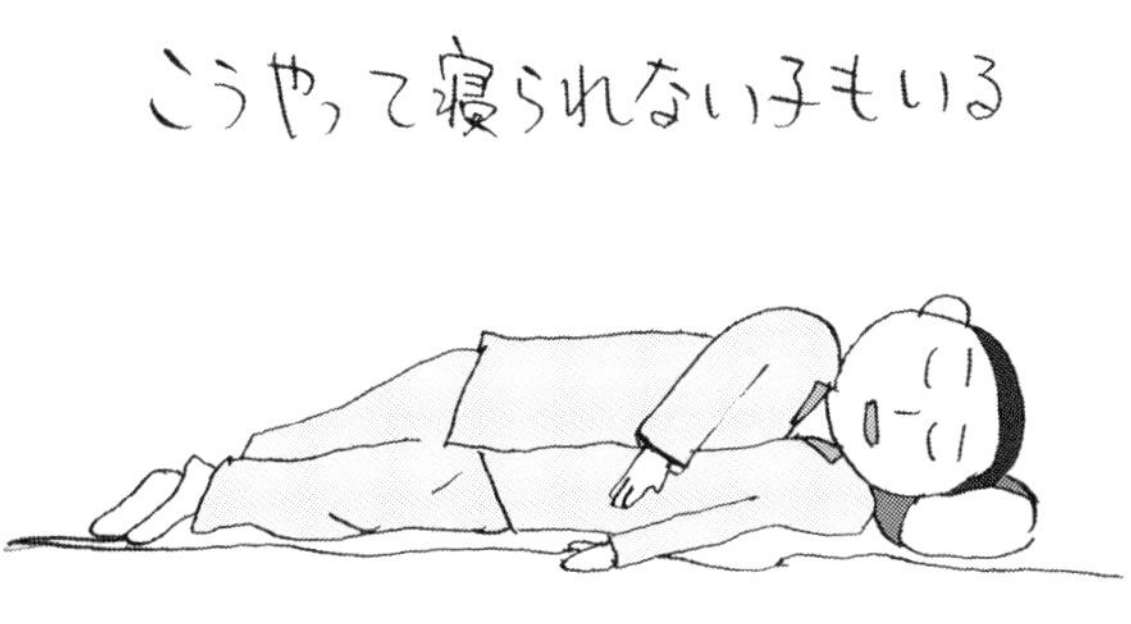

へぇえ。どうしてですか？

身体が捻れないからでしょう。

捻れるっていうことも大事なんですね。

いい悪いじゃないんです。捻って出る力もあるんです。ファイティングポーズを見てください。捻っているでしょう？

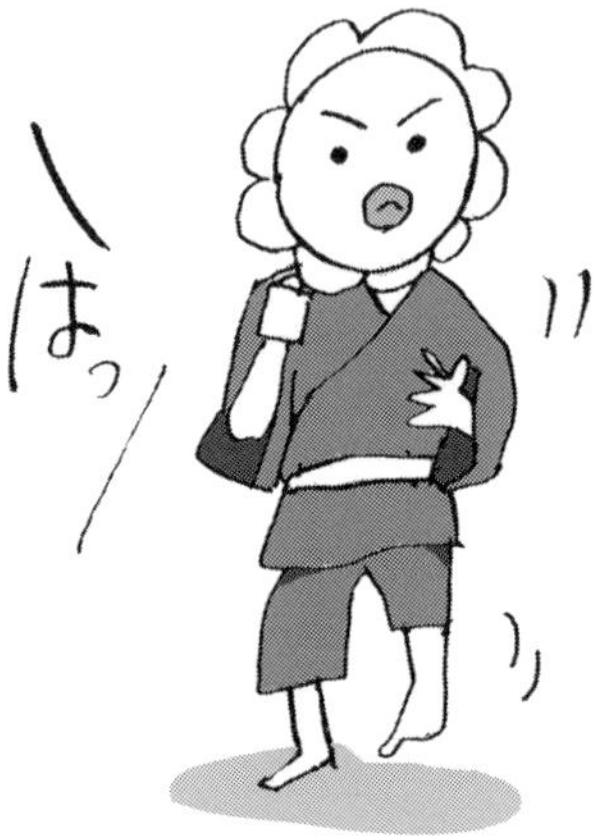


戦う体勢を整えるとき、
身体は捻れている。

捻る動きというのは、身体をまとめる効果があるんです。

なるほど。

身体の中心をつかんでいるからこそ捻れるわけでしょ。

おお、そりゃそうだ！

なんかつくづく思うんですけど、身体も、本当にそれぞれで、別に完璧じゃなくていいんですね。脳と同じで。ありもので勝負すればいいんだし、強みは弱みの裏にあるんですね。いい姿勢っていうのもかっちりしたお手本があるわけじゃなくて、その人の持って生まれた身体を活かしながら不調ならそれを調整していけばいいんだ。

そうなんです。

## 聴覚過敏のある子は、首をチェックしてみるといいかも

あとね、自閉症のお子さんの中には聴覚過敏がある人が多いですよね。

多いですね。他の人にはうるさくない音がうるさかったり。原因は諸説あるけどまだ固まっていないし、もしかすると原因も一つや二つではないのかもしれません。異常の度合いも方向性も本当に人によって様々だし。

僕の実感では、聴覚過敏の子は

① 呼吸器などに不具合があり、鼻づまりになっている
② 首が据わっていない（身体を傾けたときに首の力が抜けやすい）

ことが多いんです。そしてここに働きかけると、聴覚過敏が消えたりします。

ああ、それってもしかして当たり前かも。首と耳って相当近いですよね。首の据わり方で聞こえ方が違うって、考えてみたら当たり前の気がします。もちろんそれですべての聴覚過敏が治るとまでは夢想を広げませんが、首が据わることによって聞こえ方が違うのは人体の構造上理解できるっていう気がします。第一首が据わるのは色々な面でいいことですよね。というか私は、最近成人のＡＳＤの方でも首が据わっていない人が多いと知ってびっくりしているところなんですけどね。一見わからないけど、首がきちんと据わっていない状態で会社等に働きに行くのってつらいと思いました。立っているのも座っているのも疲れるでしょう。

　呼吸器を広げる運動はこの本の中でも紹介してもらいましたけど、首を据わらせるにはどうしたらいいのですか？

やはり脱力を覚えることが大事です。

脱力できる身体は、力も入れられるということですね。でも力を抜くことを知らない人に、力を抜くことを教えるってとても難しいんですけど、どうしていますか？

言葉のイメージでふっと抜ける人もいます。それが難しい人もいます。

学習方法は様々ですからね。

そういう人には、さっきの身体を感じるワークもいいでしょう。金魚体操のように誰かとやらなくても、仰向けになって一人で金魚体操みたいなものをしていると、そのうち「身体から力が抜ける」という感覚がつかめてくるでしょう。

# 14 健康な身体とは？ 結論

まとめてみましょう。健康な身体とは

① 力を入れたり抜いたりが自由にできること

で、このためには実は「土台」が大事。

「土台」を作るには足首から下をよく見て上手につきあいましょう。

そうですそうです。

そして健康な身体とは

## ② きちんと停滞を解消できること

自然に伸びをしたり、そういうのも健康の証です。

そのためには身体の真ん中をつかんでおく必要があります。

そうです。

そしてそのための方法はたくさんあるし、そんなに頑張らなくても、ちょっとのことで驚くほど身体は変わっていく、っていうことですね。

疲れを知らない強靭な身体を作らなくてもいい。一日お勉強したりお仕事したり遊んだり楽しんだりすれば疲れて当然です。でも夜寝て朝起きたときにリフレッシュできているのが、「整った身体」なんですね。

身体から力を抜いて
「おやすみなさい」。
明日の朝は、
疲れが取れて元気になっています。
それが「整った身体」です。

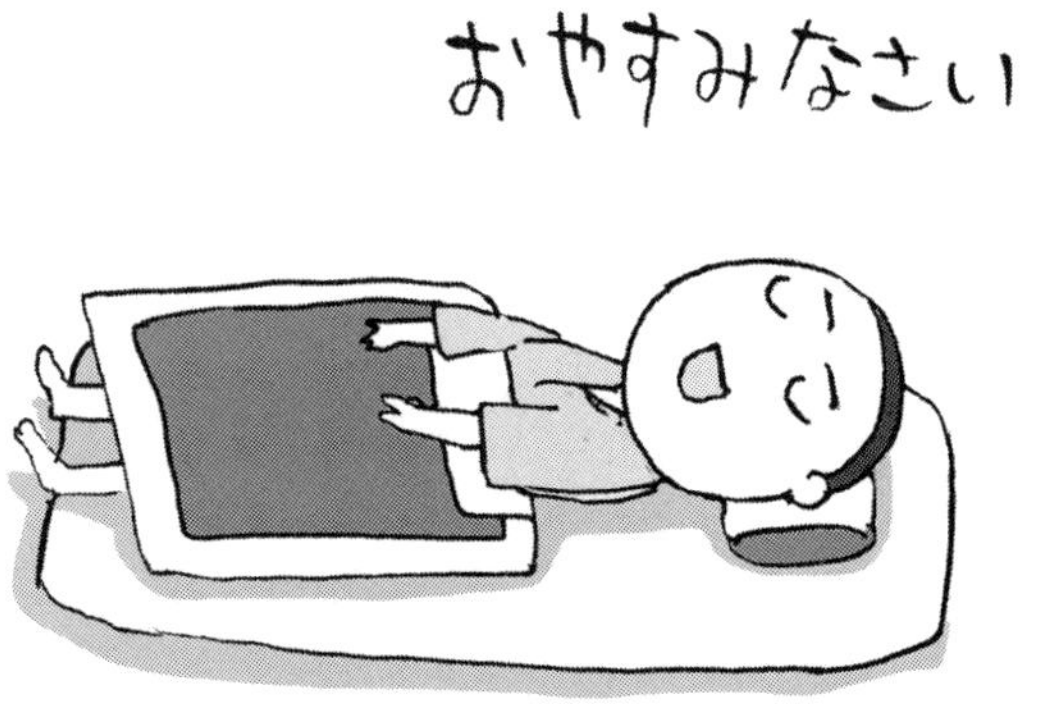

# こういう本を読んできました

栗本啓司

## 発達障害の人の身体の仕組みを知った本

『発達障害は治りますか？』
●神田橋條治 他＝著 ●花風社

『伸ばそう！ コミュニケーション力』
●森嶋 勉＝著 ●花風社

『自閉っ子、こういう風にできてます！』
●ニキ・リンコ＋藤家寛子＝著 ●花風社

『10年目の自閉っ子、こういう風にできてます！』
●ニキ・リンコ＋藤家寛子＝著 ●花風社

『発達障害児の水泳療法と指導の実際』
●児玉和夫＋覚張秀樹＝著 ●医歯薬出版株式会社

『発達障害の子の感覚遊び・運動遊び
――感覚統合を生かし、適応力を育てよう 1』
●木村 順＝著 ●講談社

## 人体の構造と動きの仕組みを知った本

『入門人体解剖学』
●藤田恒夫＝著 ●南江堂

『動きの解剖学 I』
●ブランディン・カレ・ジャーメン＝著／仲井光二＝訳 ●科学新聞社

『基礎運動学』
●中村隆一＋斉藤 宏＋長崎 浩＝著 ●医歯薬出版株式会社

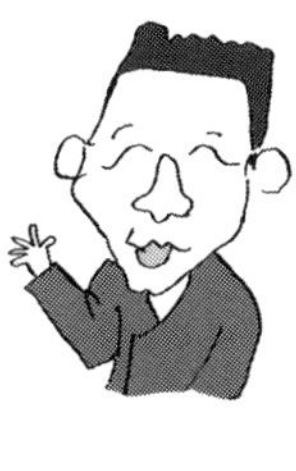

『足のはたらきと子どもの成長』 ●近藤四郎＝著 ●築地書館

『ヒトの足』 ●水野祥太郎＝著 ●創元社

**発育段階（乳児〜幼児）に応じた体操・運動を知るヒントになる本**

『子育てに健康体操を』 ●佐藤丑之助＝著 ●エイデル研究所

**東洋的（日本的）身体観の視点で身心の繋がりを知った本**

『からだの設計にミスはない――操体の原理』 ●橋本敬三＝著 ●たにぐち書店

『万病を治せる妙療法――操体法』 ●橋本敬三＝著 ●農文協

『誰にもわかる操体法の医学』 ●橋本敬三＝著 ●農文協

『快からのメッセージ』 ●三浦寛＝著 ●たにぐち書店

『操体法の治療と予防』 ●三浦寛＝著 ●たにぐち書店

『楽しくわかる操体法』 ●今昭宏＝著 ●医道の日本社

『正体術健康法』 ●高橋迪雄＝著 ●谷口書店

『整体入門』 ●野口晴哉＝著 ●ちくま文庫

『風邪の効用』 ●野口晴哉＝著 ●ちくま文庫

『原初生命体としての人間』 ●野口三千三＝著 ●岩波書店

『野口体操・からだに貞く』 ●野口三千三＝著 ●春秋社

『野口体操・おもさに貞く』
●野口三千三＝著　●春秋社

『背骨のゆがみは万病のもと』
●甲田光雄＝著　●創元社

『〈別冊宝島〉東洋体育の本』
●JICC出版局

## 日本人の身体の使い方が学べる本

『あたりまえのカラダ』
●岡田慎一郎＝著　●イースト・プレス

『お相撲さんの〝腰割り〟トレーニングに隠されたすごい秘密』
●元・一の矢＝著　●実業の日本社

『お相撲さんの〝テッポウ〟トレーニングでみるみる健康になる』
●元・一の矢＝著　●実業の日本社

## 体験を通じて身心の理解のヒントになる本

『からだを解き放つアレクサンダー・テクニーク』
●谷村英司＝著　●地湧社

『音楽家ならだれでも知っておきたい「からだ」のこと』
●バーバラ・コナブル＝著／片桐ユズル＋小野ひとみ＝訳　●誠信書房

『フェルデンクライス身体訓練法』
●M・フェルデンクライス＝著／安井 武＝訳　●大和書房

『心をひらく体のレッスン』
●M・フェルデンクライス＝著／安井 武＝訳　●新潮社

**著者紹介**

## 栗本啓司（くりもと・けいじ）

1971年神奈川県生まれ。順天堂大学体育学部体育学科卒（現スポーツ健康科学部）。中学校・高等学校教諭一種免許（保健体育）取得。大学卒業後、障害児の体操教室などにかかわり、障害の有無、男女、年齢を問わず「身体をラクにする」方法を磨いてきた。各種の手技療法、整体、野口体操、アレクサンダー・テクニーク、フェルデンクライス・メソッド等のボディ・ワークに学び、現在神奈川県小田原市にて「からだ指導室 あんじん」を主宰する傍ら、障害児・者施設などで指導にあたる。個人個人の身体感覚を大切にするアプローチをしながら、その人らしく活き活きとしなやかに生きることをサポートしている。

＊　＊　＊　＊

「からだ指導室　あんじん」ホームページ
http://www.geocities.jp/karada_anjin/

聞き手

## 浅見淳子（あさみ・じゅんこ）

編集者。株式会社花風社 代表取締役。

自閉《じへい》っ子《こ》の心身《しんしん》をラクにしよう!
睡眠《すいみん》・排泄《はいせつ》・姿勢《しせい》・情緒《じょうちょ》の安定《あんてい》を目指《めざ》して今日《きょう》からできること

2014年8月24日　第一刷発行

著者　栗本啓司

装画・マンガ　小暮満寿雄
デザイン　土屋 光
発行人　浅見淳子
発行所　株式会社花風社
〒106-0044 東京都港区東麻布 3-7-1-2F
Tel：03-6230-2808　Fax：03-6230-2858
Email：mail@kafusha.com　URL：http://www.kafusha.com

印刷・製本　中央精版印刷株式会社

ISBN978-4-907725-92-1